Du même auteur, aux éditions Leduc.s

Slow cosmétique, le guide visuel, avec Mélanie Dupuis, 2015.
SOS peau au naturel, avec Annie Casamayou, 2014.
Les huiles végétales, c'est malin, 2013.

REJOIGNEZ NOTRE COMMUNAUTÉ DE LECTEURS !

Inscrivez-vous à notre newsletter et recevez chaque mois :
- des conseils inédits pour vous sentir bien ;
- des interviews et des vidéos exclusives ;
- des avant-premières, des bonus et des jeux !

Rendez-vous sur la page :
http://leduc.force.com/lecteur

Découvrez aussi notre catalogue complet en ligne sur notre site : **www.editionsleduc.com**

Enfin, retrouvez toute notre actualité sur notre blog et sur les réseaux sociaux.

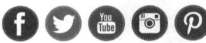

Retrouvez tous les conseils et les recettes de Julien Kaibeck sur son blog : **www.lessentieldejulien.com**

Ce livre est une édition mise à jour et augmentée de
Adoptez la Slow Cosmétique (2012).

Maquette : Sébastienne Ocampo
Illustrations : Julien Kaibeck, Fotolia (p. 23),
Scarlatine (www.scarlatine.canalblog.com, p. 224-227)
Photo : Didier Knoff (p. 244)

© 2017 Leduc.s Éditions
29, boulevard Raspail
75007 Paris – France
ISBN : 979-10-285-0313-0

JULIEN KAIBECK

Préface de
Jean-Pierre Coffe

ADOPTEZ LA **SLOW** COSMÉTIQUE

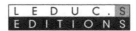

Ce livre est dédié à mes parents,

parce que maman ne lâchera jamais son rouge à lèvres

et parce que papa ne mettra jamais rien sur sa figure.

Sommaire

Préface de Jean-Pierre Coffe — 7

Introduction — 9

PARTIE 1
Les cosmétiques, entre attirance et méfiance — **17**
Chapitre 1. La peau et ses besoins — 19
Chapitre 2. Les cosmétiques conventionnels et leurs dangers — 39
Chapitre 3. La Slow Cosmétique : une révolution saine et naturelle — 81

PARTIE 2
Adopter la Slow Cosmétique — **89**
Chapitre 4. La base : nettoyer la peau (et les cheveux) — 93
Chapitre 5. Le quotidien : hydrater et protéger la peau — 123
Chapitre 6. Les urgences : soigner et réparer les petites imperfections — 153
Chapitre 7. Le plaisir : se parfumer, se maquiller et séduire — 187

Conclusion — 217

Et mon bébé alors ? — 218

Annexes — **219**

Remerciements — 243

Table des matières — 245

Préface
de Jean-Pierre Coffe

Le livre de Julien Kaibeck dresse un constat alarmant sur les cosmétiques conventionnels. Si les femmes et les hommes qui liront ce livre ne se posent pas des questions fondamentales sur le devenir de la peau de leur visage et de leur corps, c'est que le genre humain sera gagné par l'inconséquence, la bêtise, et définitivement soumis au diktat publicitaire.

On est en effet atterré à la lecture de ces pages par l'irresponsabilité des pouvoirs publics et des grandes firmes à l'origine de ces produits.

Depuis quelque temps, on nous rebat les oreilles de conseils pour manger mieux, moins, plus sain, bio si possible, pour éviter les risques de cancers, de maladies cardio-vasculaires, de diabète et de cholestérol… Or pas une voix ne s'élève pour nous mettre en garde contre les produits synthétiques utilisés dans l'alimentation. Les dangers sont les mêmes avec les cosmétiques.

Certains industriels de l'agroalimentaire semblent avoir pris conscience de l'inutilité des colorants, des arômes, des épaississants, des stabilisants, des conservateurs, des huiles de palme hydrogénées… Pas encore le monde des cosmétiques.

Jusqu'à présent, les femmes et les hommes se laissaient tenter par des publicités mensongères. Chacun rêvant d'être plus jeune, plus beau… La hantise de la ride, l'obsession des cheveux brillants et souples, de la peau lisse et veloutée tournent au cauchemar. On achète tout et n'importe quoi sans évidemment avoir pris conseil auprès d'un dermatologue. On se laisse manipuler par la créativité des services marketing et publicitaires de ces firmes avides de bénéfices et surtout peu soucieuses des résultats obtenus malgré des panels de consommateurs encourageant la crédulité des utilisateurs.

Dans son ouvrage, Julien Kaibeck prône la Slow Cosmétique© (inspirée du mouvement Slow Food©) qui gagne du terrain jour après jour. Il n'est pas de ces gourous qui vous proposent d'acheter ses produits, il vous soumet une série de méthodes et de recettes très simples pour réaliser vous-même avec des ingrédients naturels, du quotidien, vos propres produits d'hygiène, de soins et de maquillage. Il ne vous promet pas de résultats spectaculaires du jour au lendemain, mais une hygiène de la peau du visage et du corps raisonnable pour gagner en naturel et en simplicité.

Moi qui, depuis bientôt trente ans, encourage les consommateurs à se nourrir plus sainement, de manière plus réfléchie, qui souhaite que chacun fasse preuve de bon sens dans son alimentation, j'ai la profonde conviction que Julien Kaibeck est mon alter ego pour la défense de la cosmétique.

Aussi, je vous encourage à lire ce livre pour prendre conscience des risques que vous courez en utilisant des produits inadaptés. Soyez attentifs car l'avenir de votre bien-être est pour bientôt si vous l'écoutez.

Introduction

La Slow Cosmétique, une invitation à la révolution

« Libérez-nous du *brainwashing* cosmétique ! »

Voilà un slogan qui pourrait bien un jour être inscrit au rouge à lèvres sur tous les miroirs de France. La cosmétique est en effet notre meilleure ennemie… Doux et voluptueux, l'univers de la beauté nous fait rêver et nous offre une opportunité formidable de nous sentir mieux dans notre peau. Ses délicieuses promesses nous font voir la vie en rose. Pourtant, parce qu'il est guidé par la loi du profit, le monde de la cosmétique est cruel avec nos portefeuilles et notre santé. Sans parler de son impact sur l'environnement.

Nous sommes de plus en plus nombreux à remarquer que quelque chose ne va pas. Depuis des décennies, nous pressentons que les messages livrés par les professionnels de la cosmétique sonnent faux. Avec l'essor de la cosmétique certifiée bio dans les années 80, beaucoup d'entre nous se sont posé les bonnes questions. Quel est l'impact réel des ingrédients cosmétiques pour la santé ? Et sur l'environnement ? Comment se fait-il que l'on retrouve des traces de parabens dans notre organisme ? Et pourquoi appliquer des dérivés de pétrochimie inertes sur la peau ? Ces questions ont trouvé des réponses partielles grâce aux labels bio. Malgré tout, la désinformation demeure et l'on peut littéralement parler d'un lavage de cerveau, un **« *brainwashing* cosmétique »**.

Ce lavage de cerveau est double.

D'un côté, on nous fait croire que les produits cosmétiques ne contiennent que des ingrédients bienfaisants pour notre peau, sans jamais parler des dangers possibles à long terme ni de la nature réelle de ces ingrédients le plus souvent synthétiques. Leur impact écologique est lourd ! Aujourd'hui, la cosmétique est partout et représente un marché gigantesque. On n'a jamais consommé autant de cosmétiques. Les plus grandes marques de beauté ont investi dans les pays émergents et font découvrir à l'humanité entière le plaisir d'appliquer une crème ou de se maquiller. Le problème, c'est que les produits cosmétiques du commerce ne sont pas dénués de risques pour la peau et pour l'environnement. Nous ne le savons pas assez.

D'un autre côté, le marketing cosmétique nous conditionne à une quête un peu folle du produit miracle, en créant une frénésie de l'innovation, du pseudo-scientifique et de la consommation. Là, c'est l'impact sociétal qui est en jeu. On nous fait croire que les cosmétiques sont capables de nous garantir une jeunesse éternelle et qu'ils sont toujours plus innovants. En termes d'effets tangibles et visibles à l'œil nu, il n'en est rien. Mais le message est le même depuis près d'un siècle : « Consommez ! Ce produit répond à un nouveau besoin ! Il est mieux que le précédent ! Vous le valez bien ! »

Les effets de ce lavage de cerveau sur notre société sont très puissants. Des sommes énormes sont en jeu. Même les professionnels du secteur de la beauté sont dupes de leur propre jeu. Il suffit d'assister à des congrès de cosmétologues. On y parle d'ingrédients innovants capables de combler une ride ou d'effacer une tache, alors que tout dermatologue sait que cela est impossible dans une formule cosmétique. À chaque saison, une innovation incroyable est mise en avant à coups de millions d'euros pour nous promettre plus de confort, de jeunesse et de séduction. Tous, nous achetons et testons ces produits. Sans relâche, nous espérons que la nouveauté sera gage de qualité et notre quête de la beauté n'en finit pas. Pourtant, la peau de l'humanité semble toujours être la même : elle vit avec ses imperfections, elle évolue constamment sous l'influence du stress et des intempéries, et, au fil du temps, elle vieillit.

Peut-être que cette désinformation n'est pas si grave ? Il est vrai qu'après tout la cosmétique nous fait du bien au moral et nous apporte du plaisir. Mais quel est l'avantage pour une société de se mentir à elle-même si le plaisir qu'on en retire est finalement bien maigre par rapport aux dommages écologiques et sanitaires encourus ?

Face aux incohérences du monde de la cosmétique, ne devrions-nous pas faire preuve d'un peu plus de bon sens ? Tenter de discerner le faux du vrai ? Calmer nos aspirations illusoires ? Faire le tri dans nos actes de consommation et nos gestes de beauté ? C'est ce que propose la « Slow Cosmétique© ».

La Slow Cosmétique© est une invitation à consommer la beauté différemment. Il s'agit d'un mouvement militant porté par les consommateurs et acteurs de la beauté naturelle en réponse aux dérives de l'industrie cosmétique conventionnelle.

Peut-être connaissez-vous le mouvement Slow Food©. Né au début des années 1980, Slow Food© défend une alimentation plus saine et plus écologique face à la montée en puissance de l'industrie du fast-food et de la malbouffe. Slow Food© rassemble aujourd'hui des milliers d'associations locales qui promeuvent les produits du terroir, la cuisine respectueuse des aliments et de l'environnement. La Slow Cosmétique© nous invite elle aussi à entretenir un rapport différent avec l'industrie, et plus particulièrement avec nos produits de beauté. Elle nous engage à consommer moins de produits cosmétiques et à opter pour des ingrédients de qualité qui soient naturels et non toxiques.

Êtes-vous choqué par le nombre impressionnant de produits cosmétiques qui pullulent sur les étagères des magasins ? Avez-vous eu peur quand vous avez entendu parler de la toxicité potentielle de beaucoup d'ingrédients chimiques contenus dans les cosmétiques ? Et quand vous rincez votre gel douche chaque matin, pensez-vous parfois à l'impact écologique de ce produit ? Si vous avez répondu oui à ces questions, vous êtes déjà sur la bonne voie…

Pourquoi un autre mode de consommation ?

Au niveau mondial, on évalue le chiffre d'affaires de la vente des produits cosmétiques à plusieurs dizaines de milliards d'euros par an. Chaque année, les ventes de cosmétiques ne cessent de progresser. La crise a évidemment ralenti cette progression, mais le secteur de la beauté est resté dans le vert. Le marché est en effet gigantesque et les marges bénéficiaires très intéressantes. Dans ce business juteux, la part des cosmétiques bio ou naturels est très restreinte. On parle de moins de 5 % de parts de marché*. Il faut cependant noter que c'est ce segment qui connaît la plus forte croissance. Et pour cause, les consciences s'éveillent peu à peu et les consommateurs veulent plus de naturel pour leur beauté.

Parce que la cosmétique conventionnelle pollue nos esprits

Les acteurs de la cosmétique sont là pour nous rendre la vie plus belle et plus confortable. Ils investissent des sommes colossales pour développer des produits sans cesse plus innovants et plus efficaces. Mais cette course à l'excellence a un but précis : le profit. Dans notre monde globalisé et ultralibéral, les enjeux économiques de l'industrie cosmétique sont évidemment énormes ! Même s'il est très sain de vouloir gagner de l'argent en développant des produits cosmétiques, il est parfois regrettable de constater que le marketing a pris le pas sur le bon sens.

Observez les publicités faites pour promouvoir les cosmétiques. Les messages sont subliminaux. Plus belle, plus glamour, plus jeune, plus vite... La série des superlatifs donne le tournis. Et pourtant, force est de constater que la plupart de nos produits cosmétiques nous apportent la même chose. Du confort, de l'hygiène et de l'hydratation superficielle. C'est d'ailleurs la définition légale du rôle des cosmétiques.

---

* Selon les sources des cabinets d'étude Organic Monitor et Kline qui s'expriment en 2011.

En soi, il est normal que la publicité vante à tout prix les mérites d'un produit. Là où le bât blesse, c'est quand on s'intéresse à la composition des cosmétiques. Déception !

Les formules conventionnelles sont remplies d'eau et d'ingrédients synthétiques, plastiques ou pétrochimiques, le plus souvent inertes et donc inactifs. Ces ingrédients sont en majorité polluants. Pire, beaucoup d'ingrédients cosmétiques sont aujourd'hui critiqués pour leur impact néfaste sur la santé. Le débat qui fait rage sur les conservateurs et les parabens depuis les années 1990 ne doit pas vous être étranger. En 2016, l'UFC Que Choisir* dénonce la présence de perturbateurs endocriniens dans une kyrielle de produits. Encore plus étonnant, les publicitaires font passer pour vert et naturel ce qui ne l'est pas. C'est le fameux « *greenwashing* », ou « éco-blanchiment ». Les marques cosmétiques n'ont de cesse d'associer des images de naturalité et d'écologie à leurs produits dont l'impact sur l'environnement est pourtant loin d'être neutre.

Parce que la cosmétique conventionnelle pollue la planète

Les salles de bains du monde globalisé sont remplies de produits divers et variés. Il existe des produits cosmétiques pour tout. Le visage et le corps bien sûr, mais aussi le contour des yeux, le cou, le contour des lèvres, les ongles, les cheveux, des pointes à la racine. Pire, les pays émergents qui n'avaient jusque-là pas vraiment accès à ces panoplies sophistiquées sont devenus les plus grands consommateurs de produits de beauté conventionnels. Le marketing et la publicité sont passés par là.

Un exercice effrayant consiste à réfléchir au nombre de gels douche et de shampooings consommés chaque jour dans le monde… et aussitôt rincés pour aller polluer les égouts. Il en va de même pour la quantité de fond de teint ôtée chaque jour grâce à des lingettes ou des cotons jetés immédiatement à la poubelle. Quant à la quantité d'emballages bien souvent inutiles et non recyclables qui circulent, elle est inouïe. Et ce n'est pas tout ! Avant même que les flacons

---

* QUE CHOISIR MENSUEL N°545 - MARS 2016

ne soient remplis, il faut penser à l'impact écologique de la fabrication de ce qu'ils contiennent. Les dérivés de la pétrochimie et les silicones ou plastiques ne poussent pas sur les arbres !

À titre personnel, on peut penser ne pas avoir à se culpabiliser pour sa consommation de produits de beauté. Mais à l'échelle de l'humanité, il est évident que l'addition est salée pour notre Terre !

Parce qu'il y a eu l'avènement du bio mais cela ne suffit pas

Au départ, les labels de cosmétiques bio avaient pour but de promouvoir l'utilisation d'ingrédients naturels issus de l'agriculture biologique. Plus récemment, leur portée s'est élargie. Ces labels promeuvent aujourd'hui tant l'utilisation d'ingrédients naturels que les emballages écologiques. Ils sont une réelle garantie pour le consommateur soucieux de sa santé et de l'écologie. Sont-ils suffisants ? Hélas non.

Tout d'abord, il existe une pléthore de labels bio et tous ne sont pas équivalents en termes d'exigences et de qualité. Le fait qu'il y ait de nombreux labels induit également le consommateur en erreur. Plus personne ne sait à quel saint se vouer.

D'autre part, les logiques mercantiles du marketing ont également pénétré la sphère des cosmétiques labellisés bio. Étrangement, beaucoup de marques certifiées bio ont adopté elles aussi des techniques de vente agressives et trompeuses. Rien n'a changé dans le mode de communication de la cosmétique. Le message est toujours le même : « Votre peau a besoin de ce nouveau produit, consommez-le. Ce nouveau produit est meilleur que l'ancien, ajoutez-le à votre collection. » Crédules que nous sommes, nous achetons. Nous multiplions les essais et aimons le changement.

Certes, les labels cosmétiques bio ont révolutionné l'industrie cosmétique et leur influence continue de faire des émules. Dès le moment où les industriels ont compris qu'un label bio sur l'emballage faisait vendre, ils se sont engagés dans la voie. En ce sens, les labels bio font évoluer l'industrie dans la bonne direction au niveau des formules, mais pas du marketing.

Aujourd'hui, le choix d'un cosmétique certifié bio est un choix résolument éthique qu'il faut encourager. Mais la Slow Cosmétique© va plus loin en nous invitant à réfléchir à chaque achat : le produit convoité répond-il vraiment à un besoin ? Quel est son impact réel sur l'environnement ? Et sur ma peau ?

Mais alors, que consommer ?

La Slow Cosmétique© fait la part belle aux produits naturels et peu transformés pour la beauté. Elle prône un retour à l'essentiel : l'utilisation d'huiles végétales, de plantes aromatiques, de minéraux et d'aliments pour une beauté plus responsable. La Slow Cosmétique© propose aussi certains gestes de beauté pour lesquels aucun produit n'est nécessaire. La gymnastique faciale en est un bon exemple.

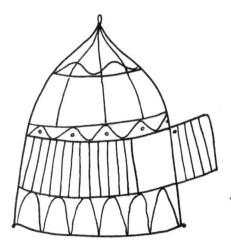

« *Libérez-nous du* brainwashing *cosmétique !* »

Ce livre vous détaille dans sa deuxième partie la panoplie des ingrédients de la Slow Cosmétique©. Vous allez voir qu'il est possible d'en adopter quelques-uns pour changer notre façon de consommer la beauté tout en restant parfaitement propre et éclatant de santé.

L'attitude slow est une révolution douce... Ce livre ne vous invitera pas à ne plus jamais consommer de crèmes, d'émulsions ou de fards, mais il vous incitera à vérifier que ces produits répondent aux valeurs de la Slow Cosmétique©, à sa définition même.

Quelques produits lauréats de la Mention Slow Cosmétique©, de bonnes huiles végétales, du sucre, de l'argile, du miel et beaucoup de bon sens... Vous avez presque tous les ingrédients de la beauté slow chez vous ! Alors libérez-vous !

PARTIE 1

LES COSMÉTIQUES, ENTRE ATTIRANCE ET MÉFIANCE

Cette première partie va vous dévoiler la vérité sur ce qu'est votre peau, ce dont elle a réellement besoin pour rester en bonne santé, et ce qu'on y applique actuellement en pensant bien faire.

Dans le chapitre 1, nous tenterons de comprendre la peau en tant qu'organe et de découvrir son fonctionnement. Identifier les besoins primaires de la peau est important pour pouvoir en prendre soin correctement.

Pour cela, nous verrons **dans le chapitre 2** que les cosmétiques ne sont pas toujours ceux que l'on croit. En étudiant les formules cosmétiques, il est possible de faire le tri entre les produits potentiellement toxiques, ceux qui polluent, et ceux qui nous apportent réellement une valeur ajoutée.

Nous terminerons cette partie par une invitation à consommer la beauté d'une façon plus mesurée, plus douce, mais sans faire l'impasse sur l'efficacité ou le plaisir. **Le chapitre 3** définit ce qu'est la Slow Cosmétique© et vous invite à l'adopter pour le plus grand bien de votre peau et de la planète.

Si vous êtes déjà convaincu que la cosmétique doit être plus écologique et plus honnête, ou si vous avez très envie de découvrir immédiatement à quoi ressemble un programme de beauté slow, vous pouvez entamer la lecture de la deuxième partie dès maintenant et consulter la première partie lorsque vous souhaiterez vous documenter sur certains points qui y sont abordés. Cette première partie est plus théorique, mais c'est un effort très gratifiant de la parcourir car on y apprend quelques vérités que le monde de la cosmétique n'a pas voulu livrer jusqu'ici.

Chapitre 1
La peau et ses besoins

Comprendre ma peau

Pour adopter les gestes d'une beauté slow, il est important de bien comprendre la peau en tant qu'organe. Comment se construit-elle ? Comment évolue-t-elle dans le temps et quels sont ses besoins réels ?

En étudiant sa structure, on peut aisément définir ses besoins essentiels. On découvre alors qu'il est assez simple d'y répondre en adoptant quelques gestes de beauté simples, toujours naturels et très efficaces.

À quoi sert la peau ?

La peau est un organe majeur du corps humain. Sans peau, on ne peut en effet pas respirer. Saviez-vous que les grands brûlés décèdent hélas très souvent par asphyxie ? La respiration n'est toutefois qu'une des fonctions principales de la peau…

En marge de la respiration, les fonctions essentielles de la peau peuvent être décrites en 3 points :
1. protection,
2. transmission d'information,
3. élimination.

1. Protection

La peau nous protège des agressions physiques et chimiques extérieures. Son premier rôle est celui d'une barrière impénétrable qui s'adapte au milieu ambiant pour préserver le bon fonctionnement de l'organisme.

La peau **amortit les chocs** qui peuvent endommager le corps (coups, griffes, blessures…). Grâce à son élasticité et à sa structure cohérente, la peau se moule sur les organes sous-jacents et joue un rôle de gaine protectrice.

La peau constitue également un **rempart de protection** contre le rayonnement ultra-violet (UV) qui serait très dommageable si elle n'était pas là. Les rayons UV peuvent en effet causer de graves brûlures ainsi que des modifications cellulaires néfastes voire morbides (oxydation, cancer…). Le bronzage est avant tout un filtre naturel anti-UV qui sert à nous protéger. Il ne suffit cependant pas toujours !

Avez-vous remarqué comme votre peau est parfaitement imperméable lorsque l'eau de votre douche ruisselle le long de votre corps ? De même, voyez-vous avec quelle facilité vous pouvez nettoyer la peau lorsqu'elle est souillée par de la terre, de la poussière ou des salissures ? La barrière cutanée a en effet pour rôle de **ne rien laisser passer** au travers de la peau. Cette fonction de barrière est la garantie de notre bonne santé. En effet, de multiples agents potentiellement pathogènes (bactéries, microbes…) vivent à la surface de la peau et ne causent aucun dommage à l'organisme tant qu'ils ne pénètrent pas. Pour assurer ce rôle protecteur, un film composé d'eau et de graisses recouvre la peau : c'est le « film hydrolipidique » généré par les sécrétions de sueur et de sébum. Il se dépose à la surface de la peau et forme un « vernis » très imperméable dont le pH acide rend la vie des corps pathogènes impossible. Le film hydrolipidique se répand sur l'épiderme, lui-même composé de couches étanches qui limitent les échanges avec l'extérieur. La couche cornée, qui est la couche superficielle de l'épiderme, est une superposition de cellules très densément liées les unes aux autres par un ciment lipidique, et rien ne peut passer. Rien ou presque, car il est évident que certains corps peuvent pénétrer la peau si on la met en condition, par exemple en augmentant son taux d'humidité ou en éliminant son film protecteur.

On l'aura compris, la peau est une barrière quasiment impénétrable qui nous protège des agressions extérieures. Rien ou presque ne peut réellement pénétrer la peau. La plupart des ingrédients cosmétiques ont donc un impact très superficiel sur elle. Cela fait réfléchir lors de l'achat éventuel des sérums miraculeux vendus dans les rayons.

2. Transmission d'information

La peau est décrite par certains dermatologues comme un cerveau étalé. De fait, le lien entre peau et système nerveux est très intime. Il est d'ailleurs de plus en plus étudié pour expliquer pourquoi certaines maladies de la peau évoluent sous l'effet du stress. Les personnes souffrant d'eczéma ou de psoriasis savent bien que leurs émotions sont souvent en lien direct avec l'état de leur peau. Les nerfs interviennent à tous les niveaux de la peau. Par exemple, le système nerveux végétatif intervient dans la régulation de la température du corps. C'est le cas lorsque l'on a la chair de poule suite à un frisson intense. Le but est de maintenir une température stable. S'il fait froid dehors par exemple, le corps saura réagir et une contraction des vaisseaux sanguins limitera les pertes de chaleur.

D'autres types de terminaisons nerveuses interviennent dans le sens du toucher, primordial pour transmettre des informations de survie au cerveau : douleur ou brûlure génèrent une réaction défensive. Le toucher est aussi capable de générer une sensation de plaisir qui n'est pas sans conséquences sur la production d'hormones… La palette des sensations est large. Il est d'ailleurs intéressant de noter que toucher et masser la peau d'une façon plaisante a un impact positif sur celle-ci. Les muscles se détendent, la microcirculation est stimulée, la peau nourrie de l'intérieur et le teint plus radieux. Le massage est donc bon pour préserver la santé de la peau et il constitue un geste de beauté à part entière.

On sait aujourd'hui que la peau est capable de transmettre des informations via les neuromédiateurs afin de faire intervenir le système immunitaire en cas d'agression. C'est là aussi la preuve du lien intime entre maladie de la peau et état émotionnel.

L'état de notre peau est donc intimement lié à notre état nerveux. En conséquence, on comprendra que se toucher et se masser, respirer et rire, se relaxer et dormir sont les premiers gestes d'une beauté plus saine et plus slow.

3. *Élimination*

La peau peut aussi être décrite comme un organe drainant. D'une part, elle élimine des déchets superflus via la sudation (évacuation de la sueur). D'autre part, elle sécrète des substances diverses afin de conserver un bon état de fonctionnement.

La sudation permet à la fois de réguler la température du corps et de maintenir l'équilibre de la peau. Son pH acide est un élément important de sa santé car il permet à la peau de se défendre contre les agents pathogènes externes. La sueur est également riche en débris cellulaires prêts à être éliminés.

La peau transpire, mais elle sécrète aussi du sébum. C'est une substance grasse qui se répand à la surface de la peau pour maintenir sa fonction barrière et son imperméabilité. C'est une sécrétion qui protège notre organisme des agents extérieurs, mais aussi de l'oxydation car il est un premier rempart contre les rayons UV.

À retenir

- La peau a plusieurs fonctions essentielles pour le corps : protection physique et chimique, maintien de la température, transmission d'informations venant de l'extérieur, excrétion de sébum, de sueur et élimination de déchets.
- Ces fonctions doivent être maintenues de façon optimale et les cosmétiques sont là pour les entretenir et non les mettre à mal. Pensez-y lors de l'achat d'un savon, d'un déodorant ou d'un fond de teint !
- La peau est un organe « nerveux ». La masser pour la relaxer, la faire respirer et l'aimer telle qu'elle est sont les premiers gestes de beauté.

Chapitre 1 • La peau et ses besoins

À QUOI RESSEMBLE L'ORGANE PEAU ?

La peau est une superposition de couches : épiderme, derme et hypoderme. Ces couches forment une enveloppe souple recouverte de minuscules ouvertures. Ces ouvertures sont les follicules pileux (par lesquels se déverse le sébum) et les pores (par lesquels se déverse la sueur).

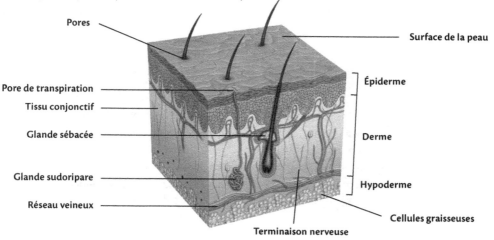

Derme et hypoderme

Le derme et l'hypoderme (appelé souvent aujourd'hui « derme profond ») constituent les couches les plus profondes de la peau. C'est à leur niveau qu'a lieu la circulation sanguine de la peau.

Il faut bien comprendre que c'est avant tout grâce à une bonne circulation sanguine que la peau reste saine, jeune et belle. L'épiderme avec lequel nous sommes en contact n'est pas vascularisé mais il est abreuvé en nutriments et en eau par diffusion à partir du derme. **Pour avoir une belle peau, il est donc plus important de bien se nourrir, de boire et de s'oxygéner que d'avoir recours à des cosmétiques.**

L'hypoderme est une couche constituée de cellules graisseuses : les adipocytes.

Le derme est la couche la plus épaisse de la peau. C'est la plus importante aussi car elle conditionne l'état de la peau et son taux d'hydratation. En effet, le derme est un tissu conjonctif de type aqueux où le sang circule pour y apporter de précieux nutriments. Par ailleurs, on trouve dans le derme les fameuses protéines de collagène et d'élastine, responsables de la bonne tenue et de l'élasticité de la peau. **On peut comparer le derme à un matelas d'eau très perfectionné.** Dans ce matelas résistant et élastique, on trouve des ressorts (l'élastine) et de gros fils de laine (les fibres de collagène). C'est la qualité de ce matelas qui détermine l'état de fermeté de la peau.

À retenir

- Le derme et l'hypoderme sont les couches les plus profondes de la peau.
- Le derme et l'hypoderme sont vascularisés et donc en grande partie responsables de la nutrition de la peau.
- Les substances aqueuses contenues dans le derme sont la seule vraie source d'hydratation de la peau. Il est donc important de boire de l'eau minérale et d'avoir une alimentation saine pour avoir une belle peau.

Épiderme
L'épiderme est la couche superficielle de la peau. C'est une couche assez fine dont l'épaisseur est proche de 100 µm, soit à peine plus qu'une feuille. **C'est l'épiderme qui joue le rôle de barrière de protection vis-à-vis de l'extérieur. C'est aussi sur l'épiderme que nous appliquons nos cosmétiques.**

L'épiderme est lui-même composé de plusieurs couches superposées. Au niveau de la couche basale, des cellules vivantes (les kératinocytes) se multiplient constamment. Elles s'empilent alors les unes sur les autres (comme des briques) et leur nature évolue. Au niveau de la couche cornée, les cellules de l'épiderme ont perdu beaucoup d'eau. On les appelle alors des cornéocytes. Elles sont solidement liées entre elles par un ciment lipidique. Ce ciment va cependant se détériorer progressivement. À la surface de la peau, des cellules presque mortes s'éliminent alors naturellement. On appelle cela la desquamation. Saviez-vous qu'une forte proportion de la poussière qui recouvre vos sols et vos meubles à la maison est constituée de cellules mortes éliminées par la peau ?

On compare souvent la couche cornée à un mur de briques où les cornéocytes seraient les briques unies par un ciment de type lipidique. On trouve dans ce ciment des acides gras polyinsaturés, des céramides et du cholestérol. La qualité de ce ciment est primordiale car c'est lui qui permet de retenir l'eau dans les cellules cornées et de limiter plus généralement la perte transépidermique en eau qui est constante. **D'où l'intérêt d'appliquer sur la peau des cosmétiques riches en lipides de qualité, comme les huiles végétales par exemple.**

L'eau de notre corps s'échappe !

En effet, de l'eau venue du derme s'évapore constamment. La peau sèche est par exemple typiquement une peau dont la qualité du ciment intercellulaire est faible, et donc qui perd trop d'eau. Il faut savoir que la couche cornée contient environ 13 % d'eau. Si la proportion d'eau baisse, même légèrement, la peau deviendra sèche et rugueuse. L'aspect esthétique de la peau est donc fortement conditionné par la qualité de la couche cornée. Nous verrons dans la deuxième partie de ce livre que **les huiles végétales et les corps gras d'une manière plus générale sont de merveilleux alliés pour hydrater la peau indirectement en améliorant la qualité du ciment intercellulaire.**

Comprenez comment les corps gras « hydratent » la peau

Rendez-vous sur :

http://tinyurl.com/slow-cosmetique-videos

Abonnez-vous à la chaîne YouTube « Julien Kaibeck ».

De la naissance des kératinocytes à la base de l'épiderme jusqu'à la desquamation naturelle, le processus se nomme la kératinisation. Elle est constante et prend en moyenne 26 jours chez un adulte sain. Notre peau se renouvelle donc en moyenne tous les mois.

Les peaux matures ont un processus de renouvellement plus lent, pouvant aller jusqu'à 60 jours. C'est ce qui explique qu'elles sont souvent plus sèches et manquent d'éclat. À l'inverse, en cas de psoriasis, le processus complet ne prend que 6 jours ! On comprend mieux pourquoi les peaux psoriasiques sont parsemées de cellules tuméfiées, rouges, ainsi que de squames blanches très inesthétiques.

À retenir

- L'épiderme est la couche superficielle de la peau qui est en contact avec l'extérieur et qui protège la peau.
- L'épiderme est composé de plusieurs couches de cellules assez différentes, d'abord bien vivantes et riches en eau puis plus sèches.
- En 26 jours environ, l'épiderme sain se renouvelle constamment. C'est la kératinisation.
- La couche cornée est la couche superficielle de l'épiderme. Elle ressemble à un mur de briques.
- Le ciment de la couche cornée est de nature lipidique. S'il est de mauvaise qualité (trop pauvre en acides gras), la peau sera sèche et inconfortable ou atopique.

Des poils et de la sueur partout !

Avez-vous remarqué que la peau est parsemée de petits trous (appelés « pores ») ? Depuis la surface de la peau, des pores se prolongent en effet jusqu'au cœur du derme. Ce sont d'une part **les follicules pilo-sébacés** et d'autre part **les canaux sudoripares**.

Les follicules pilo-sébacés contiennent un poil et sont adjoints à une glande sébacée. Ils recouvrent tout le corps, sauf les paumes des mains et des pieds.

Ils peuvent parfois ne pas contenir de poil à proprement parler (sur le dos, sur les seins…) mais ils sont toujours là. Ces follicules se prolongent dans le cœur du derme où ils sont vascularisés. La connexion avec le réseau sanguin se fait au niveau de la racine du follicule. **Une fois de plus, on comprend l'importance de l'alimentation pour la vie de la peau. La santé des cheveux, des ongles et des poils (les phanères) est en lien direct avec les nutriments apportés par le sang.**

Les glandes sébacées accrochées aux follicules pileux produisent du sébum sous l'action des hormones. Le sébum est une substance grasse qui s'écoule le long du follicule et se déverse à la surface de la peau, tout au-dessus de l'épiderme. Le sébum est composé d'acides gras libres, de glycérides oléiques qui lui confèrent sa fluidité, de cires et d'esters supérieurs, de squalène et de cholestérol. Le sébum est donc la phase huileuse du film hydrolipidique (voir plus loin).

Lorsque les glandes sébacées produisent trop de sébum, on parle d'hyperséborrhée. C'est ce qui se passe notamment en cas d'acné. Dans ce cas précis, le follicule pilo-sébacé peut se boucher et provoquer l'apparition de boutons. Notons que la plupart des humains ont une peau de type mixte ou grasse, mais tout le monde ne souffre pas d'acné. La peau mixte produit plus de sébum sur la zone médiane du visage que sur les joues et les côtés. La peau grasse se caractérise quant à elle par des pores dilatés sur tout le visage et une production importante de sébum sur l'ensemble de la figure. Ces deux types de peau ne seront sujets aux boutons que si plusieurs facteurs se combinent : une hyperproduction de sébum, la présence de bactéries, une production trop importante de kératine qui bouche les pores puis l'éclatement du follicule pilo-sébacé et l'inflammation.

Les pores des **canaux sudoripares** mènent quant à eux jusqu'à la glande sudoripare qui sécrète la sueur. La sueur sécrétée au niveau des poils est jaunâtre et dégage une légère odeur car elle est plus grasse et plus riche en débris cellulaires. En outre, cette sueur sert de nourriture aux micro-organismes présents à la surface de la peau. C'est ce qui explique pourquoi on peut parfois être gêné par l'odeur de nos aisselles.

À retenir

- La peau est parsemée de pores qui excrètent de la sueur ou du sébum.
- Le sébum s'écoule par les follicules pilo-sébacés qui se trouvent sur tout le corps sauf sur les paumes. C'est une substance grasse.
- Les boutons apparaissent quand un follicule pilo-sébacé se bouche et s'enflamme. On ne parle d'acné que dans des cas particuliers.
- La sueur qui s'écoule par les pores a un pH légèrement acide et est une substance aqueuse.
- Sébum et sueur forment le film hydrolipidique qui recouvre la peau et la protège. Il ne faut pas que les cosmétiques mettent à mal ou désagrègent ce film trop durablement.
- Le pH de la peau est acide et il faut le respecter. Les détergents trop alcalins (savons) ne sont donc pas recommandés.

Quel est votre type de peau ?

La notion de type de peau a en vérité beaucoup moins d'importance qu'on ne le pense. La segmentation par types de peau est d'ailleurs une des armes majeures du « *brainwashing* cosmétique » décrit plus haut car elle nous fait consommer plus.

La grande majorité des humains ont la peau mixte ou grasse. La peau réellement sèche est très rare. En revanche, au type de peau s'ajoutent la sensibilité et le taux d'hydratation de la peau. On peut ainsi avoir la peau grasse, mais inconfortable ou irritée parce que déshydratée et sensible.

Vous avez la peau grasse si vos pores sont visibles sur tout le visage, si au toucher la peau est huileuse, si la peau est épaisse lorsque vous la pincez, et si elle est relativement ferme et élastique. Vérifiez aussi si vous brillez rapidement à cause du sébum après vous être nettoyé le visage sans rien avoir appliqué sur la peau.

Vous avez la peau sèche si le grain de votre peau est fin, si au toucher votre peau est rugueuse, si elle se plisse comme du papier à cigarette lorsque vous la pincez, et si elle est très inconfortable après la toilette.

Vous vous reconnaissez un peu dans les deux profils décrits ? C'est normal, vous avez la peau mixte comme la plupart d'entre nous.

Chapitre 1 • La peau et ses besoins

Découvrez comment analyser votre type de peau en vidéo avec Julien

Rendez-vous sur :
http://tinyurl.com/slow-cosmetique-videos
Abonnez-vous à la chaîne YouTube « Julien Kaibeck ».

En vérité, chaque peau est unique. Mais pas de panique, toutes les peaux ont les mêmes besoins : nettoyage, hydratation et protection. C'est dans le choix des produits utilisés que l'on adapte ses soins à son type de peau. On opte tout simplement pour ce qui nous apporte le plus de confort. Des textures fraîches et légères pour les soins de la peau à tendance grasse, et des soins plus riches pour les autres. C'est aussi simple que cela et tout débat sur la question est bien souvent stérile.

Ne vous souciez plus trop de votre type de peau. Posez-vous seulement 3 questions essentielles lors de vos soins :

1. *Ma peau est-elle sensible ou résiste-t-elle à presque tout type de stimulus ?* Si elle est sensible, il faut choisir des produits doux et peu actifs et opter pour des soins protecteurs.
2. *Ma peau est-elle confortable et donc bien hydratée ?* Si elle est déshydratée, elle tiraille et le teint est terne. Il faut alors adapter son régime alimentaire, boire plus et nourrir la peau avec des acides gras.
3. *Ma peau est-elle malade ?* En cas d'acné avérée, d'eczéma ou autres dermatoses, il faut consulter un spécialiste et opter pour un traitement sur mesure.

Les besoins primaires de la peau

LA PEAU A BESOIN D'ÊTRE NETTOYÉE

À la surface de la peau, on trouve une multitude de micro-organismes sans danger pour la santé. **La peau possède en effet sa propre flore bactérienne,**

appelée flore saprophyte. Elle ne présente pas de danger pour l'organisme. Cependant, en cas de rupture de l'équilibre biologique entre les germes et la peau ou les muqueuses, et plus particulièrement lorsque les défenses de l'individu sont altérées, ces bactéries peuvent devenir pathogènes. Bref, il ne faut pas que la peau soit exempte de bactéries, mais point trop n'en faut. Le nettoyage de la peau sert donc avant tout à réguler cette belle harmonie qui existe entre nos bactéries et nous.

La peau est également soumise aux agressions extérieures et à la pollution. Il suffit de se passer un coton sur le visage après une journée de shopping en ville pour remarquer que la teinte grisâtre du coton n'est pas uniquement due au sébum. Le nettoyage est une étape primordiale pour débarrasser la peau d'une série de dépôts : poussière, microparticules, salissures et autres germes. En cela, ce sont surtout les mains qui sont visées, mais le visage et le corps sont susceptibles d'être salis eux aussi.

La peau est parfois maquillée ou fardée pour paraître plus belle. Les femmes se maquillent le visage depuis des millénaires et le maquillage est aujourd'hui devenu l'un des principaux gestes de beauté. Certains évoquent même l'art pour en parler. **Qu'il soit justifié ou non, beau ou pas, le maquillage doit être ôté quotidiennement.** En effet, les fards et les produits de maquillage recouvrent la peau et altèrent la fonction barrière de celle-ci. Bonne nouvelle, les produits de maquillage ont plutôt tendance à protéger la peau temporairement. Le fond de teint ou la poudre sont la plupart du temps des boucliers anti-UV et anti-pollution. Hélas, cette couche artificielle est presque toujours truffée de chimie lourde, de pigments synthétiques et de matières plastiques qui n'ont aucune affinité avec la peau. Il faut donc s'en débarrasser après chaque application.

Le nettoyage de la peau est crucial et doit se définir comme premier geste de la routine beauté de chacun. On se nettoie le corps tout entier, en insistant sur les mains, le visage et les cheveux qui sont les parties du corps les plus exposées au milieu ambiant.

À intervalles réguliers, on peut aussi « gommer » la peau. Nous avons vu plus haut que l'élimination et le renouvellement des couches superficielles de l'épiderme se fait naturellement et de façon constante. On peut cependant parfois souhaiter éliminer une quantité plus importante de peaux mortes afin de faire migrer à la surface de la peau des cellules plus jeunes et plus riches en eau. Cela donne à la peau un toucher doux et lisse. Par ailleurs, le frottement continu de certaines zones du corps a tendance à épaissir la couche cornée, qui peut alors se crevasser et devenir inesthétique ou douloureuse. C'est le cas sur nos talons, la plante de nos pieds, nos coudes et parfois nos mains. Les gommages permettent de réduire l'épaisseur de la couche cornée très superficiellement pour nous donner plus de confort et embellir notre peau. Ils peuvent se pratiquer sur la plupart des peaux à intervalles réguliers selon l'effet souhaité. Les peaux matures, dont la couche cornée est plus épaisse, l'utiliseront d'ailleurs plus souvent afin de maintenir la peau plus jeune. Les peaux enflammées ou acnéiques devront en revanche l'éviter.

À retenir

- Il faut nettoyer régulièrement la peau pour la débarrasser des impuretés et des micro-organismes superflus.
- Le maquillage doit être soigneusement ôté chaque fois qu'on en met.
- On peut « gommer » la peau régulièrement ou l'exfolier en profondeur afin de la maintenir plus jeune ou de raviver son éclat.

LA PEAU A BESOIN D'ÊTRE HYDRATÉE

Nous avons vu que **la teneur en eau de la peau est cruciale pour sa santé et sa beauté**. Le derme est une enveloppe aqueuse qui est le cœur même de la structure cutanée. C'est une source intarissable d'eau pour autant que l'individu se nourrisse et s'hydrate correctement.

Ce qu'il faut comprendre, c'est qu'**on ne peut pas hydrater la peau en y appliquant juste de l'eau ou des éléments aqueux**. La peau est une barrière. Elle ne laisse passer ni l'eau ni les corps hydrophiles. Seuls les corps gras de très petite taille peuvent réellement pénétrer la peau en se faufilant à travers le ciment intercellulaire de l'épiderme. Souvenez-vous de la structure du mur de brique qui symbolise l'épiderme. C'est la qualité du ciment lipidique reliant les briques entre elles qui détermine la teneur en eau des cellules épidermiques. Si le ciment n'est pas suffisamment riche en lipides complexes, l'eau contenue dans les cellules s'évaporera trop vite.

L'eau s'évapore d'ailleurs continuellement de la peau. Venue du derme, elle s'évapore vers la surface, étant en partie retenue dans l'épiderme grâce aux molécules lipidiques. Cette perte en eau doit être régulée. Si la peau n'est pas suffisamment riche en corps gras, elle sera trop importante et la peau sera trop sèche.

Vous comprenez sans doute déjà que **ce qui hydrate vraiment la peau vient de l'intérieur**. C'est la qualité de notre alimentation qui joue ici un rôle clé. Il faut boire de l'eau minérale, on nous le répète assez souvent. Mais il faut aussi consommer des acides gras complexes trouvés dans les poissons gras, les huiles végétales et certains fruits ou céréales pour avoir une peau suffisamment hydratée. À ce régime s'ajoutent aussi les vitamines et les minéraux qui ont un impact déterminant sur l'état de notre peau.

L'alimentation saine pourrait suffire si nous n'étions pas exposés à l'environnement externe. Les nombreuses interactions de notre peau avec le milieu physique ou chimique font que la peau a besoin d'être réhydratée dans bien des cas. C'est en partie pour cela que depuis des millénaires les êtres humains appliquent des onguents sur leur peau. Néanmoins, lorsque vous appliquez un produit « hydratant », il faut comprendre qu'il ne peut agir que de certaines façons pour hydrater.

Un produit est dit hydratant s'il permet de retenir l'eau dans les tissus cutanés et si en prime il parvient à capter un peu l'humidité en surface

de la peau. C'est ce que fait une crème. Ainsi, un pansement occlusif en plastique est un « hydratant ». Il empêche l'eau de s'évaporer car il couvre hermétiquement la peau. C'est un peu comme cela que fonctionnent la plupart des crèmes hydratantes conventionnelles. Formulées à base de paraffine ou d'huiles minérales, elles laissent un film sur la peau. Ce film protège la peau de l'extérieur, l'adoucit et limite la perte en eau. C'est bien, mais c'est assez basique et cela n'apporte rien à la qualité du ciment épidermique.

Les produits hydratants les plus intelligents sont ceux qui ont la faculté d'améliorer la qualité du ciment intercellulaire. Ce sont des produits dont les ingrédients lipophiles se mêlent au ciment lipidique de la peau pour rétablir l'étanchéité du fameux mur de brique décrit plus haut. Les huiles végétales, riches en acides gras complexes, font cela à merveille.

Lorsque vous appliquez une crème sur la peau, ce n'est donc pas l'eau qu'elle contient qui hydrate, mais bien l'huile ! Dans une crème il est donc crucial de retrouver dans les premiers ingrédients de l'huile végétale vierge. Nous verrons plus loin que la Slow Cosmétique© recommande fortement l'utilisation d'huiles végétales pures sur la peau, en tant que soin hydratant sous la crème, plus protectrice.

À *retenir*

- On hydrate la peau de l'intérieur : boisson et alimentation saines sont essentielles.
- L'eau ou les gels aqueux appliqués sur la peau ne pénètrent pas l'épiderme et n'hydratent donc pas.
- Ce sont les corps gras des cosmétiques qui hydratent la peau en atténuant l'inévitable perte en eau.
- Une huile cosmétique hydrate aussi bien qu'une crème.

> ### *Homme ou femme,*
> ### *notre peau est-elle différente ?*
>
>
>
> Oui, mais pas au point de devoir utiliser des produits différents. La peau des hommes est plus épaisse et elle sécrète plus de sébum et de sueur. On a donc tendance à dire que la peau des hommes est plus « grasse ». C'est ce qui explique les produits spécifiques qui leur sont proposés dans les rayons cosmétiques, bien souvent très légers, fluides et frais. Le marketing a encore frappé !
>
> Les hommes ont eux aussi des types de peau différents. De la peau sèche à la peau grasse, tout est possible. En outre, le rasage quotidien rend leur peau plus sensible avec le temps. Les hommes peuvent donc tout à fait utiliser l'ensemble des produits cosmétiques proposés pour autant qu'ils soient adaptés à l'état de leur peau. Celle-ci a les mêmes besoins que toutes les peaux : nettoyage, hydratation et protection. Basta ! Les recettes proposées dans la deuxième partie de cet ouvrage leur conviendront donc également.

LA PEAU A PARFOIS BESOIN D'ÊTRE PROTÉGÉE

Tout au long de la vie, notre peau est soumise aux agressions extérieures. Ces agressions sont à la fois physiques, chimiques et environnementales. Au fil des saisons, il faudra donc veiller à ce que la peau soit protégée de ces agressions si celles-ci se révèlent trop importantes. C'est le cas lors des périodes d'ensoleillement, de grands froids et lors d'activités extérieures et aussi sportives…

Se protéger des agressions physiques

Les coups et les frottements peuvent endommager la peau. Une simple griffe ou une plaie plus profonde, et c'est toute la structure cutanée qui est altérée. Dans ces cas précis, la fonction barrière de la peau n'est plus garantie. C'est en prévention de ces petits inconvénients que certains utilisent bien volontiers une crème protectrice pour les mains voire même des gants pour les activités de jardinage, de conduite ou pour faire le ménage.

Les rayons UV sont également des agressions néfastes pour la peau. Les UVB sont des rayons ultraviolets capables de brûler la peau et de provoquer une inflammation. En cas de coup de soleil sévère, c'est tout l'organisme qui encaisse. Les UVA sont quant à eux encore plus dangereux. Leur rayonnement altère de façon imperceptible la qualité des cellules de la peau, qui peuvent dans les pires cas développer un cancer. Les rayons du soleil sont donc de réels ennemis pour la santé de la peau s'ils ne sont pas maîtrisés. Certes, leur apport positif n'est pas négligeable car c'est entre autres grâce à eux que notre corps parvient à synthétiser la vitamine D. Néanmoins, ils constituent malgré tout une agression pour la peau, dont la première réaction est d'ailleurs de sécréter la mélanine lorsqu'elle est exposée au soleil. La mélanine pigmente l'épiderme qui, de cette façon, se prémunit légèrement contre les brûlures. Avec le temps, la mélanine a cependant la fâcheuse tendance à s'agglutiner dans des endroits localisés plus exposés que d'autres à la lumière. C'est ainsi qu'apparaissent les fameuses taches pigmentaires ou lentigos sur les mains, le cou ou le visage. Heureusement, le film hydrolipidique qui recouvre l'épiderme est un précieux allié de la mélanine dans le sens où il remplit une fonction de léger filtre solaire. Mais il ne suffit hélas pas.

C'est pour pallier ces risques de brûlures, de taches et de maladie que l'utilisation de filtres solaires sur la peau est particulièrement recommandée par les dermatologues. Ces filtres peuvent agir comme des miroirs qui rejettent les rayons, ou comme des capteurs qui les neutralisent. Ils sont particulièrement utiles en cas d'exposition solaire intense, à la plage, à la montagne ou lors de baignades au soleil.

Se protéger des agressions chimiques
Nous avons vu que la peau est un milieu vivant où évoluent des bactéries non pathogènes. Cependant, si la fonction barrière de la peau est mise à mal, ou si son pH est déséquilibré, **certains organismes vivants plus gênants peuvent persister**. C'est pour cela que le nettoyage est si important. Dans le même esprit, il est utile de protéger la peau de la présence éventuelle de corps étrangers indésirables (des germes ou des salissures) en la recouvrant d'un produit protecteur lors d'activités susceptibles de contaminer la peau.

De même, lorsqu'on fait le ménage ou qu'on manipule des produits actifs, la peau peut être agressée ou irritée par **des agents chimiques externes** qu'elle identifie comme pathogènes. C'est le cas typique de l'eczéma ou de l'allergie de contact. Qui n'a jamais remarqué que sa peau s'enflammait lorsqu'elle entrait en contact avec des détergents puissants ou avec des peintures ou des acides ? Ou tout simplement à cause d'un parfum synthétique... Là aussi, la protection s'impose. Les gants seront du plus grand secours pour les mains, mais le corps tout entier peut aussi être soumis à ce genre de contacts inopportuns. Dès lors, les produits cosmétiques protecteurs tels que les baumes et les onguents sont intéressants.

Se protéger des agressions environnementales
Nous avons vu que le rayonnement UV du soleil était une agression physique pour la peau. Il en va de même pour **le vent trop fort** qui peut causer des irritations. À cela s'ajoute la température ambiante. Comme un thermostat, la peau réagit au milieu extérieur afin de maintenir la température du corps à niveau. **En cas de grands froids,** les vaisseaux sanguins présents dans la peau se rétractent. Moins bien irriguée en sang, la peau s'affaiblit. Elle perd de son éclat et peut même parfois se nécroser dans les cas extrêmes. C'est le cas avec les engelures bien connues des montagnards. Les cosmétiques les plus gras aident la peau à se protéger contre le froid, et préviennent ainsi efficacement ce genre de désagréments. Ce principe s'applique aussi aux lèvres, pour lesquelles on recommande l'utilisation d'un baume en hiver.

À l'inverse, **en cas de forte chaleur,** les vaisseaux sanguins se dilatent pour refroidir le corps. Si la peau est exposée à des changements de températures brutaux, les sujets les plus sensibles risquent de voir apparaître des rougeurs sur leur visage, voire même une forme de couperose. Là aussi, les cosmétiques qui recouvrent la peau peuvent atténuer les effets néfastes dus aux changements de température trop abrupts. C'est pour cela que les peaux les plus sensibles apprécient les crèmes plus grasses et plus couvrantes.

Enfin, **la pollution** dépose sur notre peau tout un ensemble de particules et de déchets qui l'empêchent de respirer. Cela aussi constitue une forme d'agression.

>
> ## À retenir
>
> - Les cosmétiques aident la peau à se protéger des agressions extérieures que sont les frottements brusques, la pollution et les salissures, les microbes, les rayonnements UV, le froid ou le chaud. En Slow Cosmétique©, on préconise une crème sur le visage ou le corps le matin, pour protéger la peau pour une journée à l'extérieur ou riche en déplacements.
> - En cas de forte exposition au soleil, l'utilisation de filtres solaires est essentielle pour prévenir l'apparition de brûlures, d'altérations cellulaires (cancer), de taches et de rides.

Nous ressentons le besoin d'embellir la peau

Nous avons vu que la peau était un organe vivant. Comme tous les organes, elle évolue au fil du temps et peut connaître certains dysfonctionnements : boutons, cicatrices, taches, rides, manque d'éclat… Il est hélas impossible de pallier tous les aléas de la peau en la nettoyant, en l'hydratant et en la protégeant uniquement. C'est pour cette raison que le maquillage et la mise en valeur de la peau ont été adoptés par nos ancêtres depuis des millénaires. Même s'il ne s'agit pas d'un besoin primaire de la peau, notre condition d'animal social nous incite à penser que l'amélioration de son aspect est essentielle à notre existence.

Il n'est pas nécessaire pour la santé de la peau d'y appliquer un déodorant ou une crème teintée mais ces produits sont des camouflages bienvenus dans la plupart des cas. C'est d'ailleurs là la fonction principale des cosmétiques vendus dans nos parfumeries : embellir la peau et camoufler les imperfections. Superficiel tout cela ? Pas vraiment, car cette superficialité est profondément ancrée dans notre culture, et il serait sans doute dommage de nous priver de ces artifices tellement rassurants.

Dans l'introduction de cet ouvrage, nous décrivions les cosmétiques comme nos meilleurs ennemis. Lorsqu'ils se font masques d'apparat ou armes de séduction, ils sont cependant presque aussi vitaux que notre nourriture. La Slow Cosmétique© ne rejette donc pas le besoin de se maquiller, de teindre ses cheveux, de s'épiler, de se raser ou de se parfumer. Elle se limite cependant à l'essentiel, sans fausses notes, et nous invite à plus de naturalité.

À *retenir*

- La peau n'a besoin d'aucun parfum, d'aucun maquillage ni d'aucune teinture pour vivre sainement.
- Néanmoins, les artifices de la beauté sont essentiels à notre bien-être émotionnel et à notre vie sociale et doivent donc être respectés.

Chapitre 2
Les cosmétiques conventionnels et leurs dangers

Les cosmétiques dits « conventionnels » sont les cosmétiques le plus souvent rencontrés dans nos rayons. Ils représentent plus de 80 % des parts de marché et toutes les gammes, des plus basiques aux plus luxueuses, sont concernées. Les cosmétiques offrent aujourd'hui une panoplie impressionnante de textures, de formules et de parfums, résultat de plus de cent ans de recherche en cosmétologie. On est aujourd'hui bien loin des simples cérats de l'antiquité ou des premiers baumes hydratants de la célèbre marque à la boîte bleue. Les cosmétiques conventionnels font un usage intensif de la chimie pour développer des formules sans cesse plus abouties et plus complexes. Assez étonnamment pourtant, les produits cosmétiques de dernière génération poursuivent toujours le même objectif simple : laver la peau ou les cheveux, hydrater et embellir.

La législation sur les cosmétiques est telle que, dans le monde occidental, **il n'existe plus à proprement parler de « mauvais » produits**. En effet, chaque formule doit être validée par une autorité compétente avant sa commercialisation. Cette validation passe par des tests bactériologiques pour mesurer la conservation du produit, mais aussi par des tests d'innocuité toxicologique. Tous les toxicologues vous le diront : les cosmétiques mis légalement sur le marché après autorisation sont sains ! À court terme du moins…

Certes, il existe toujours des exceptions à la règle et certains rares produits cosmétiques conventionnels causent encore des dommages immédiats sur la santé de la peau. Ceci est dû dans la plupart des cas à la présence dans la formule d'ingrédients irritants, allergènes ou photosensibilisants. Ces « dommages collatéraux » sont de plus en plus nombreux et le monde de la dermatologie n'a jamais connu autant d'allergies de contact et de réactions cutanées qu'à présent.

Les partisans de la cosmétique bio en ont d'ailleurs fait un cheval de bataille et désignent les ingrédients chimiques comme les grands responsables de l'état pitoyable de nos peaux. Ils sont aussi choqués par l'utilisation d'ingrédients soupçonnés d'être cancérigènes (les parabens par exemple), dommageables pour la fertilité humaine, irritants, allergisants ou très polluants... Et ils ont peut-être raison ! À ce jour, aucune étude n'a été menée sur le très long terme pour savoir si les ingrédients chimiques des cosmétiques pouvaient être toxiques pour la santé quand ils sont utilisés quotidiennement sur de très longues périodes. Mais le doute est là. Et en cas de doute... le sage s'abstient.

Enfin, les cosmétiques conventionnels font un usage intensif de la chimie de synthèse et des dérivés de la pétrochimie. Ces ingrédients cosmétiques non biodégradables et à l'empreinte carbone lourde ne peuvent avoir qu'un impact néfaste sur l'environnement.

Dans ce chapitre, nous allons tenter de comprendre pourquoi les formules des cosmétiques les plus courants sont parfois décevantes, polluantes ou toxiques au long terme. Pour cela, étudions les ingrédients principaux à la loupe... et apprenons à lire les étiquettes !

À retenir

- Les cosmétiques mis sur le marché sont tous contrôlés de façon stricte par les autorités sanitaires et économiques qui testent leur innocuité sur le court terme. Il n'y a donc pas de « mauvais » produit cosmétique sur le marché. Ils se ressemblent d'ailleurs tous beaucoup !

- Néanmoins, les cosmétiques conventionnels qui utilisent la chimie pour obtenir des formules sans cesse plus performantes contiennent beaucoup d'ingrédients qui sont critiquables quant à leur impact sur la santé ou sur l'environnement.
- Le consommateur qui, dans le doute, souhaite éviter toute substance polémique pour ses soins doit apprendre à lire la liste des ingrédients pour repérer ce qui pose problème.

Analyse des formules des cosmétiques conventionnels

La plupart des cosmétiques sont formulés comme une mayonnaise : de l'eau, de l'huile et un émulsifiant ! Comme dans la mayonnaise, on veut mélanger des choses qui ne se mélangent pas : un liquide hydrophile (dans la mayonnaise, le vinaigre) et un liquide lipophile (l'huile). On utilise pour cela un émulsifiant (l'œuf ou le sel dans la recette traditionnelle de la mayonnaise). Les produits cosmétiques conventionnels utilisent pour leurs innombrables émulsions des ingrédients qui sont pour la plupart chimiques et fortement transformés. La cosmétique naturelle quant à elle s'interdit d'utiliser de tels ingrédients et privilégie les matières végétales ou minérales.

Mais que contiennent TOUS les cosmétiques ?

De l'eau
La phase aqueuse d'un produit cosmétique peut servir à « alléger » la texture du produit, à le rendre fluide, ou à véhiculer les actifs hydrophiles de la formule, ceux qui se mélangent dans l'eau. On utilise pour cela de l'eau, distillée ou non, de l'alcool, de l'eau florale ou des jus de fruits ou de plantes. Évidemment, le choix des ingrédients de la phase aqueuse dépend du niveau de qualité souhaité : une eau florale est plus chère que de l'eau !

De l'huile
La phase huileuse contient quant à elle des corps gras qui peuvent stabiliser la formule et la rendre plus hydratante ou occlusive afin de limiter la perte naturelle

en eau de la peau. Selon la qualité du produit, on retrouvera des huiles minérales, dérivées de la pétrochimie, des huiles végétales naturelles ou estérifiées, des alcools gras ou des substances de synthèse. Ici aussi, il faut noter que les huiles minérales sont moins qualitatives mais moins onéreuses que les huiles végétales naturelles. Ces dernières sont bien évidemment meilleures pour la peau, tant leur composition riche en vitamines et acides gras complexes est bénéfique pour le tissu cutané.

Des émulsifiants

Les émulsifiants sont nécessaires au mélange des deux phases. Ils sont innombrables et pour la plupart issus de la chimie, verte ou non. On appelle parfois aussi les émulsifiants « tensioactifs », car ils « lient » la formule eau dans huile, ou huile dans eau selon la phase la plus présente dans la recette. La famille des émulsifiants est grande et certains ingrédients de ce type peuvent aussi jouer le rôle d'agents humectants ou hydratants. La cosmétique conventionnelle utilise des tensioactifs chimiques qui sont réputés soit irritants, soit peu écologiques. La cosmétique naturelle fait appel à des cires végétales, à la cire d'abeille, à des dérivés de palme, de noix de coco, de betterave ou de sucre. À vous de juger !

Et les conservateurs ?

Si la formule cosmétique contient de l'eau, ou toute phase aqueuse, alors il y a un risque de prolifération bactérienne qui doit être évité. En effet, le produit doit pouvoir résister au temps qui passe et ne pas être contaminé par les bactéries présentes dans l'air ambiant ou sur les doigts. Pour la plupart des produits, l'utilisateur plonge en effet chaque jour ses menottes dans le produit !

L'industrie cosmétique utilise donc des conservateurs chimiques ou naturels pour parer à ce risque bactérien. Le problème est que les conservateurs sont avant tout des matières destinées à « tuer » les bactéries. Ce ne sont donc pas des matières inoffensives si elles sont mal dosées ou mal choisies. Il existe un débat très polémique sur la qualité des conservateurs présents dans les formules cosmétiques (voir « Les parabens », p. 54). Les conservateurs sont un mal nécessaire, tant pour la cosmétique conventionnelle que pour la cosmétique naturelle.

Et là, le débat fait rage. La cosmétique conventionnelle utilise des conservateurs qui sont critiquables, mais la cosmétique naturelle aussi. En effet, l'alcool et les huiles essentielles que l'on retrouve dans les formules naturelles sont parfois considérés comme irritants ou allergènes. Il n'y a donc pas à ce jour de vérité établie sur ce sujet. Sachons simplement que les conservateurs chimiques sont synthétiques, et que le choix qui doit s'opérer est donc plutôt un choix éthique. La Slow Cosmétique© n'accepte cependant pas la présence de conservateurs réputés cancérigènes ou perturbateurs endocriniens.

Si la formule ne contient pas de phase aqueuse (une huile de massage, par exemple), il n'est pas nécessaire d'utiliser des conservateurs « biocides » puisque les bactéries ne peuvent y vivre. Le seul but est alors de prévenir l'oxydation de la formule. Pour cela, on ajoute de la vitamine E aux huiles ou on les traite pour limiter leur oxydation. L'utilisation de produits cosmétiques sans eau est donc une solution toute simple pour éviter l'exposition aux conservateurs les plus agressifs.

Et les actifs ?
Les actifs cosmétiques sont les stars de nos magazines ! Très nombreux, il en sort chaque mois toute une série... Certains laboratoires dépensent des millions d'euros pour le développement d'un seul actif qu'ils pourront breveter. D'autres utilisent des extraits de plantes exotiques ou précieuses.

L'activité des actifs cosmétiques est elle aussi polémique car on a l'habitude de devoir prouver les effets des actifs cosmétiques en présentant des études, mais celles-ci sont peu significatives car elles portent souvent sur des résultats à peine quantifiables tant ils sont minimes ou subjectifs.

La seule chose qui est certaine, c'est que, dans la majorité des produits, **les actifs représentent la part la plus limitée de la formule cosmétique**, à peine quelques % !

Et les parfums ?

À moins de formuler une eau de toilette ou un parfum, on utilise une toute petite quantité d'arômes synthétiques ou naturels pour parfumer une formule. Le parfum est cependant nécessaire car il fait à la fois vendre tout en couvrant les odeurs des ingrédients de synthèse ou issus de la chimie. On trouve du parfum (« fragrance ») dans une grande majorité des produits conventionnels et naturels. Il existe là aussi une polémique car les parfums contiennent pour la plupart des molécules décrites comme allergisantes. La plupart de ces molécules sont d'ailleurs listées explicitement dans la directive européenne sur les cosmétiques. Elles doivent être explicitement mentionnées sur l'emballage du produit.

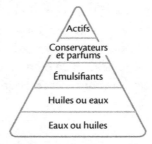

Pyramide de formulation cosmétique

À retenir

- Tous les cosmétiques, naturels ou non, sont formulés selon les mêmes principes. Comme une mayonnaise, il s'agit d'émulsionner une phase aqueuse avec une phase grasse. Pour ce faire, on utilise des émulsifiants.
- La différence entre cosmétiques conventionnels et naturels réside dans la qualité des ingrédients.
- Si la formule contient de l'eau, il faut y ajouter des conservateurs. Sinon, il faut seulement prévenir son oxydation et les conservateurs ne sont pas nécessaires.
- Le parfum utilisé dans les cosmétiques est souvent synthétique et peut être allergisant.
- Il y a très peu de réels actifs dans la cosmétique conventionnelle. En outre, leur efficacité est discutable.

Que contiennent les cosmétiques conventionnels ?

Les cosmétiques conventionnels ont avant tout pour but d'être vendus ! Ils contiennent donc des ingrédients qui leur donnent une texture agréable, un parfum enivrant et, bien évidemment, un peu d'effet cosmétique tout de même. Le tout dans le strict respect d'un budget qui est le garant de leur rentabilité et qui dépend du positionnement marketing du produit.

Ainsi, une crème conventionnelle contiendra la plupart du temps (du produit le plus présent au plus infime) :
- de l'eau,
- de l'huile minérale et/ou des silicones qui texturisent la formule,
- des émulsifiants pour mélanger les deux,
- des actifs « stars » qui seront mis en valeur dans la publicité,
- des conservateurs,
- du parfum synthétique (ou « fragrance »),
- parfois, des colorants.

Cette énumération est évidemment une simplification à outrance de la formulation cosmétique mais elle résume à peu de chose près ce que les produits les plus courants contiennent invariablement. Évidemment, un lait démaquillant contiendra plus d'eau qu'une crème hydratante. De même, un fond de teint ou un après-shampooing contiennent presque toujours des silicones, alors qu'une crème pour le corps peut s'en passer. Quoi qu'il en soit, qu'il s'agisse d'un sérum liftant à 180 euros ou d'une crème pour les mains à 3 euros, la structure de la formule est souvent la même : de l'eau, des matières inertes qui déposent un film sur la peau et une pointe d'actifs et de parfum.

Quelle que soit la formule d'un produit, on a cependant un moyen infaillible de connaître ses ingrédients. **C'est la fameuse liste INCI.**

Mais encore faut-il pouvoir la lire et la comprendre !

Un mot sur la liste INCI

La législation occidentale impose aux fabricants de cosmétiques de faire apparaître sur l'emballage des produits de beauté la liste détaillée des ingrédients. On appelle cette liste la liste « INCI » : *International Nomenclature of Cosmetic Ingredients*. Celle liste doit respecter plusieurs principes :

- **Les ingrédients de la formule doivent tous figurer sur l'étiquette.** On les nomme en latin ou en anglais afin d'en faciliter la compréhension par tous. Dans la pratique, le latin ne facilite pourtant pas vraiment les choses.
- **Les ingrédients doivent être listés dans l'ordre décroissant.** Ainsi, si une liste INCI commence par le nom « *Aqua* », l'ingrédient le plus présent dans la formule est l'eau. C'est d'ailleurs très souvent le cas.
- **On cite tous les ingrédients jusqu'au dernier,** mais quand l'ingrédient est dosé à moins de 1 % dans la formule, on peut en modifier la place dans la liste. Ainsi, si un extrait naturel de lavande *(lavandula extract)* est dosé à 0,03 %, le fabricant le placera dans la liste avant les vilains conservateurs de sa formule, même si ceux-ci sont dosés à 0,9 %. Marketing oblige !

La liste INCI se trouve obligatoirement sur l'emballage visible du produit, le plus souvent la boîte. Les fabricants jouent au chat et à la souris et impriment bien souvent cette liste en très petits caractères sur le fond de l'emballage. Ils ont sans doute trop peur que nous lisions la formule pour découvrir ce que leur produit contient vraiment ! Faites l'exercice à la maison, c'est édifiant...

À retenir

- Dans le monde occidental, la liste des ingrédients d'un produit cosmétique doit obligatoirement figurer sur la boîte. On appelle cette liste la liste INCI.
- Il n'est pas facile de comprendre le détail de cette liste mais c'est le seul moyen de savoir ce qu'un cosmétique contient vraiment.
- Pour faire vendre, il peut arriver que l'on retrouve en bonne place dans la liste INCI un ingrédient naturel très peu présent dans le produit fini (pour les ingrédients en dessous de 1 %).

Identifier les ingrédients toxiques pour la peau ou la planète

La cosmétique conventionnelle est aujourd'hui bien embêtée face à l'obligation de lister les ingrédients sur les emballages. En effet, elle utilise une majorité d'ingrédients synthétiques, issus pour la plupart de la pétrochimie, voire de la chimie lourde. Ces ingrédients sont pour la plupart décrits comme non toxiques et, de fait, ils le sont à court terme, c'est prouvé scientifiquement et c'est une obligation sanitaire légale.

En revanche, rien ne nous indique leur toxicité sur le long terme. Et rien ne nous renseigne non plus sur l'impact écologique de leur fabrication. Car il faut bien avoir à l'esprit que chaque ingrédient est bien souvent lui-même un produit. Pour le fabriquer, l'industrie chimique doit transformer de la matière et cette transformation fait parfois appel à des procédés dommageables pour l'environnement.

Enfin, les ingrédients cosmétiques conventionnels sont parfois tout simplement dénués de bon sens. En effet, des sommes incroyables sont dépensées pour la recherche d'actifs capables d'atténuer les rides, l'oxydation ou la déshydratation. Or, comme nous l'avons vu plus haut, il est pourtant relativement simple d'hydrater la peau en s'alimentant correctement et en couvrant la peau pour limiter la perte en eau. Est-il donc nécessaire de faire appel à tant de procédés chimiques pour arriver à ces fins ? C'est là la question essentielle que la Slow Cosmétique© nous pose.

Voyons d'un peu plus près ce que sont les ingrédients cosmétiques courants en nous attardant sur les plus polémiques dans les formules...

Les huiles minérales

Les huiles minérales sont des corps gras inertes issus de minéraux. Ces huiles sont initialement obtenues par distillation de la houille, du pétrole ou de certains schistes. Elles servent énormément dans l'industrie comme lubrifiants mécaniques ou huiles de moteurs. Elles peuvent être aussi isolées à partir des déchets du processus de raffinage dans l'industrie pétrochimique. Oui, vous lisez bien, ce sont ces mêmes corps gras que vous retrouvez dans les cosmétiques conventionnels !

Pour la formulation cosmétique, on traite bien entendu ces corps gras afin de les rendre stables, incolores, inodores et « propres » à la consommation. Les ingrédients ainsi obtenus sont bien connus des cosmétologues. Pensons à la fameuse paraffine (« *Paraffinum liquidum* » ou « *petrolatum* ») qu'on retrouve dans les crèmes les plus vendues sur le marché (Nivea, L'Oréal et consorts…).

Les avantages de tels ingrédients pour le fabricant sont nombreux : prix très bas, stabilité dans les formules, innocuité pour la peau… Ils ont en outre un pouvoir « occlusif », ce qui leur permet de former un léger film sur la peau et de limiter la perte naturelle en eau. Ils sont donc de bons hydratants par voie indirecte.

Hélas, ces ingrédients comptent aussi beaucoup de désavantages… Ils sont issus de la pétrochimie et leur bilan écologique est désastreux. Se retrouvant dans l'environnement une fois rincés (on les trouve dans les gels douches), ils sont polluants. Enfin, ils n'apportent aucun élément nutritif à la peau et se contentent de s'y déposer sans interagir avec elle.

▶ *Leurs petits noms…*
Les noms les plus courants des huiles minérales sont : *paraffinum liquidum, petrolatum, cera microcristallina, mineral oil…*

L'avis de la Slow Cosmétique©

Les huiles minérales n'ont aucun intérêt cosmétique. Ce sont des matières inertes qui n'apportent rien à la peau et qui polluent. On peut soigneusement éviter tous les produits qui en contiennent pour faire comprendre aux fabricants que la présence de tels ingrédients est très décevante.

Les alcools gras et compagnie

L'industrie cosmétique fait aussi appel à des alcools gras et à des solvants qui donnent du corps à la formule. Ils s'émulsionnent bien et stabilisent le produit. Ils servent souvent d'émulsifiant ou de dispersant. On en retrouve presque systématiquement dans les listes d'ingrédients.

À peu de chose près, ces ingrédients chimiques présentent les mêmes caractéristiques que les huiles minérales (voir ci-dessus). Certains alcools gras et solvants sont en outre irritants.

▸ *Leurs petits noms...*
Les noms les plus courants des alcools gras et de leurs matières apparentées sont : *methyl-propyl-* ou *caprylyl-alcohol, hexadecanol, alcool cétylique* ou *alcool stéarylique, polypropylène glycol* (PPG)...

L'avis de la Slow Cosmétique©

Les alcools gras et les solvants apparentés ne devraient plus figurer dans les formules cosmétiques. Au mieux, ils n'apportent rien à la peau et polluent, au pire, ils sont irritants. On les évitera soigneusement.

Les silicones

Les silicones sont utilisées pour donner une bonne « glisse » à une crème ou à un fond de teint. Ce sont des composés inorganiques obtenus à partir du silicium mêlé à de l'oxygène. Pour faire simple, ce sont des matières « plastiques ». On les retrouve partout et sous toutes les formes, de la plus liquide (pour les implants mammaires ou sous la peau) à la plus solide (pour les polymères plastiques dans le mobilier par exemple).

Les silicones sont très présentes dans la cosmétique conventionnelle (les shampooings surtout) et le maquillage qui les apprécie pour la magie de leur texture souple et douce. Elles sont faciles à intégrer dans les formules et très stables. Elles n'endommagent en rien la peau et sont bien tolérées.

Le problème des silicones est proche de celui causé par les huiles minérales : ces matières ont un bilan écologique très néfaste. Une fois répandues dans l'environnement, la plupart des silicones mettent des centaines d'années à se désintégrer dans la nature ! Comble de l'ironie, on retrouve surtout les silicones dans les shampooings et les après-shampooings, qui sont abondamment rincés chaque jour dans les salles de bains.

Par ailleurs, les silicones n'ont aucune propriété réellement bénéfique pour la peau. Ces matières inertes se contentent de laisser un film sur la peau afin de corriger son aspect ou de l'assouplir.

▶ *Leurs petits noms...*
On reconnaît facilement les silicones dans les listes INCI par leurs noms qui finissent en -one ou en -oxane. Exemples : *dimethicone, cyclohexasiloxane...*

L'avis de la Slow Cosmétique©

Les silicones sont une déception pour les adeptes de la Slow Cosmétique© qui ne comprennent pas pourquoi on a recours à des matières 100 % synthétiques et polluantes pour rendre un produit « plus agréable » à l'application. C'est au consommateur de s'éduquer à des textures parfois moins onctueuses.

LES POLYMÈRES

Beaucoup de cosmétiques conventionnels, notamment le maquillage, contiennent des polymères. Ces matières plastiques ne sont pas des silicones mais présentent les mêmes caractéristiques que celles-ci au niveau cosmétique. Elles donnent une texture « velours » aux produits. Elles peuvent aussi jouer le rôle d'émulsifiant.

Dans cette famille d'ingrédients synthétiques, on retrouve le fameux « polyéthylène glycol » ou PEG. Il faut souligner que ses pairs et lui ne sont certes pas toxiques pour la peau mais sont obtenus par des procédés chimiques lourds, qui font notamment usage de gaz toxiques pour l'homme et la planète. Lisez la note sur les composés éthoxylés p. 52.

▶ *Leurs petits noms…*
On reconnaît les polymères par leurs noms plus courants, souvent collés à un autre mot. Exemples : *-cellulose, polypropylène, crosspolymer…* On peut aussi identifier facilement ceux qui s'inscrivent en grosses lettres dans la liste INCI : *PEG* – pour polyéthylène glycol – et *PPG* – pour polypropylène glycol.

L'avis de la Slow Cosmétique©

Personne ne devrait avoir à appliquer sur sa peau des matières plastiques élaborées par des procédés chimiques polluants voire toxiques. De même, aucun gel douche ou shampooing que l'on sait destiné à être rincé très vite ne devrait comporter dans sa liste d'ingrédients les lettres PEG, PPG et leurs dérivés.

LES ÉMULSIFIANTS

Également appelés tensioactifs, ils permettent la réalisation des émulsions, à partir d'huile et d'eau. Ils agissent comme l'œuf dans la mayonnaise qui, grâce à la lécithine qu'il contient, permet de mélanger une substance aqueuse à un corps gras. Parmi les émulsifiants conventionnels, on retrouve : des acides gras, des alcools gras (voir plus haut), des hydrolysats de collagène ou de protéine. Le polyéthylène glycol (PEG) est lui aussi un émulsifiant (voir ci-dessus « Les polymères »).

Dans les formulations conventionnelles, les émulsifiants sont presque tous d'origine synthétique alors qu'ils sont dérivés de sucres ou de cires végétales ou animales dans les cosmétiques naturels et bio.

Un mot sur les composés éthoxylés

Plusieurs émulsifiants cosmétiques sont en fait des composés éthoxylés. Ce ne sont pas des ingrédients mauvais pour la peau mais leur procédé de fabrication pose problème. En effet, la fabrication de ces ingrédients cosmétiques implique l'utilisation d'un gaz toxique et réputé cancérigène : l'oxyde d'éthylène. Les composés éthoxylés sont certes inoffensifs une fois purifiés pour l'utilisation cosmétique, mais ils sont très peu biodégradables. Cela explique pourquoi ces ingrédients sont interdits par les labels bio.

Quelques dénominations de composés éthoxylés à identifier sur les listes INCI : sodium laureth sulfate (SLES), polyéthylène glycol (PEG), le suffixe "-eth" (Ceteareth, Myreth), le préfixe "hydroxyethyl-" (Hydroxyethylcellulose) et le suffixe "-oxynol" (butoxynol, octoxynol, nonoxynol).

Il faut aussi ajouter à cette liste les polysorbates, les quaterniums (Quats), et les polysilicones (voir ci-dessus « Les silicones »). Soyez attentifs à la liste d'ingrédients de vos gels douche : ils en contiennent très certainement !

L'avis de la Slow Cosmétique©

La cosmétologie naturelle a prouvé qu'il n'était plus forcément nécessaire d'avoir recours à des émulsifiants chimiques ou à des composés éthoxylés. Alors qu'attend-on pour les supprimer de nos formules ?

LES CONSERVATEURS

Allergènes, cancérigènes, mutagènes, on a tout dit sur les conservateurs ! Ce sont ces ingrédients qui sont particulièrement décriés lorsqu'on s'attaque à la cosmétique conventionnelle. Pourtant, leur présence est indispensable à la conservation des produits cosmétiques qui contiennent de l'eau et donc un risque bactériologique.

Il existe une liste très longue d'ingrédients qui peuvent être utilisés comme conservateurs. Les plus utilisés en cosmétique conventionnelle sont l'alcool, les parabens, les thiazolinones, l'EDTA et les Quats.

Les alcools

L'alcool utilisé en tant que conservateur présente à la fois des avantages et des inconvénients. Décrié parfois, il est accusé de dessécher la peau et de l'irriter. Parmi les rares conservateurs autorisés par les labels bio les plus stricts, l'alcool peut être d'origine naturelle contrairement à tous ses concurrents. La cosmétique conventionnelle utilise toute une série de qualités d'alcool très différentes. La réglementation impose cependant aux fabricants l'utilisation d'alcool dénaturé, afin d'éviter que les fans de boissons alcoolisées boivent leur eau de toilette... Dans certains cas, la dénaturation de l'alcool est pratiquée avec des phtalates, mais le processus de fabrication de l'alcool n'est jamais mentionné sur l'étiquette. On en est donc réduit à se méfier de l'ingrédient « alcohol denat. », sans certitude.

▶ Leurs petits noms...

Les alcools sont tous désignés dans la liste d'ingrédients par le mot « alcohol » précédé ou suivi d'un autre mot. Il est impossible de lister ici tous les ingrédients assimilés à l'alcool. Attention, les alcools gras cités plus haut s'écrivent également comme cela mais ne sont pas utilisés comme conservateurs (ex : cetylalcohol ou stearyalcohol).

Un mot sur le phénoxyéthanol

Le phénoxyéthanol n'est pas un alcool à proprement parler mais il est très soluble dans l'alcool et est utilisé lui aussi comme conservateur dans de nombreux produits cosmétiques conventionnels. Ce conservateur de la famille des éthers de glycol sert aussi souvent de solvant pour d'autres conservateurs, en particulier pour les parabens. Cette substance aromatique (contenue à l'état naturel dans la chicorée) est reconnue comme problématique. Allergène, cancérigène et surtout perturbateur endocrinien, le phenoxyethanol se retrouve dans bien des études. La réglementation européenne a limité son dosage à 1 %. Dans la liste INCI, on le reconnaît à son nom explicite : phénoxyéthanol, 2-phénoxyéthanol ou phénoxytol. La Slow Cosmétique© trouve honteux que l'on en trouve encore dans les lingettes ou dans les soins lavants pour bébé, si fragile, ainsi que dans les soins démaquillants.

Les parabens

Ce sont les mal-aimés de la cosmétique des années 2000 ! Il existe de nombreux types de parabens (ou « parabènes »). On les utilise comme conservateurs dans l'industrie cosmétique, mais aussi dans l'alimentation et les médicaments. Un paraben est un composé chimique de type ester, résultant de la condensation d'un acide avec un alcool. Ces esters ont des propriétés antibactériennes et antifongiques. Ceci explique leur utilisation fréquente en tant que conservateur. Les parabens sont néanmoins très décriés depuis qu'on en a retrouvé à l'état de traces dans des cellules cancéreuses...

Dans les années 1990, on s'est étonné de retrouver des parabens dans les cellules cancéreuses de patientes atteintes du cancer du sein. La polémique vient du fait que, lors d'une étude du docteur britannique Philippa Darbre sur 20 échantillons de tumeurs cancéreuses, des traces de parabens ont été trouvées dans 18 d'entre eux. Le lien avec la maladie a donc été mis en avant, sans être prouvé. Les chartes et labels bio qui naissaient à cette époque n'ont jamais autorisé les parabens dans leurs cahiers des charges.

Depuis l'émergence de ces questions, des dizaines d'études ont été menées par des scientifiques issus de laboratoires privés ou d'universités. Les résultats se contredisent et il est impossible à l'heure actuelle de dire si oui ou non les parabens sont des matières ayant une influence dans le développement du cancer. Le mal est cependant fait : le grand public n'en veut plus. Pourtant, tous les toxicologues sont d'accord pour dire que les parabens sont probablement les conservateurs les plus sûrs qui soient.

Les fabricants ont commencé au début des années 2000 à reformuler leurs produits « sans paraben ». Le 3 mai 2011, l'Assemblée nationale française a voté à la surprise générale un projet de loi interdisant les parabens. Le texte est court et ne comprend qu'un seul article : « La fabrication, l'importation, la vente ou l'offre de produits contenant des phtalates, des parabens ou des alkylphénols sont interdites. »

En Occident, le haro sur les parabens a provoqué leur remplacement dans les formules par le fameux méthylisothiazolinone et consorts. Ce conservateur est un irritant puissant et n'a offert qu'une piètre alternative, mais il était bon marché et connu. *Business is business,* hélas ! Les parabens restent des conservateurs largement utilisés dans le monde de la cosmétique conventionnelle. Ils sont imbattables au niveau de leur prix, de leur facilité d'utilisation et de leur capacité à conserver les formules. Cela étant dit, le fait que l'on puisse retrouver des parabens dans l'organisme indique qu'ils sont métabolisés.

L'avis de la Slow Cosmétique©

Les adeptes de la Slow Cosmétique© évitent les formules contenant des parabens ou des (méthyliso-)thiazolinones mais ils savent qu'il existe des ingrédients plus choquants encore.

▶ *Leurs petits noms...*

Bien que les parabens se cachent depuis peu derrière d'autres noms très compliqués, on les reconnaît encore la plupart du temps facilement grâce à leur nom explicite dans les listes d'ingrédients sur les emballages. En cosmétique, on rencontre le plus souvent : *methylparaben, ethylparaben, propylparaben, butylparaben* et *isopropylparaben.*

Pour les MIT, identifiez simplement « thiazolinone » dans les noms d'ingrédients.

L'EDTA

L'EDTA est, dans sa forme pure, un acide (EDTA signifie Ethylene Diamine TetraAcetate, ou acide acétique). Il a un pouvoir antibactérien et stabilisant très appréciable, mais dans l'absolu, c'est un poison. On utilise l'EDTA comme conservateur et antioxygène dans l'industrie de la photographie, du papier ou de l'alimentation. On limite évidemment sa concentration en raison de sa toxicité. Pour couronner le tout, c'est un ingrédient polluant.

En cosmétique conventionnelle, c'est un conservateur assez courant mais de plus en plus critiqué. Les adeptes de la cosmétique naturelle et de la Slow Cosmétique© l'évitent.

▸ **Ses petits noms...**
On identifie facilement l'EDTA dans les listes INCI : *EDTA, Disodium EDTA, Trisodium EDTA, Calcium Disodium EDTA*.

Les libérateurs de formaldéhyde

Le formaldéhyde est un conservateur qui a été remplacé dans bon nombre de formulations car il a été prouvé qu'il s'agit là d'un fort allergène. On le trouve aujourd'hui presque uniquement dans les vernis à ongles.

En Europe, son utilisation est d'ailleurs limitée *de facto* par la législation cosmétique. En effet, si la formule contient du formaldéhyde à plus de 0,05 %, le produit doit obligatoirement mentionner sa présence. En tant que conservateur, le formaldéhyde ne peut être présent à plus de 0,2 % sauf pour les produits pour hygiène buccale où la concentration autorisée est encore plus faible, soit 0,1 %. Notons que dans les durcissants pour ongles, sa concentration est autorisée jusqu'à 5 %.

Là où cela se complique, c'est que plusieurs ingrédients autorisés peuvent potentiellement libérer du formaldéhyde dans la formule. C'est le cas par exemple du Quaternium-15, un « Quat » assez répandu (les « Quats » ou « Quaternium » sont également des conservateurs chimiques conventionnels). Allergène et irritant reconnu, le Quaternium-15 est limité dans son dosage par la législation européenne.

▸ **Leurs petits noms...**
Le formaldéhyde est un gaz à température ambiante, mais il est utilisé en solution aqueuse. Il est connu sous diverses autres appellations : Formol, Formicaldehyde, Methanal, Oxymethylene...

Retrouvez les « Quats » libérateurs de formaldéhyde dans les listes d'ingrédients INCI : *Quaternium-15*, *Quaternium-18*, *Polyquaternium-10* (ou tout autre chiffre), *DMDM Hydantoin*, *Chlorphenesin*, *Diazolidinyl urea*, *Methylisothiazolinone*…

L'avis de la Slow Cosmétique© sur les conservateurs

Comme vous le lirez dans la deuxième partie de ce livre, la Slow Cosmétique© prône souvent l'usage de cosmétiques qui ne contiennent pas d'eau. Huiles végétales, beurres végétaux et baumes sans eau n'ont pas besoin de conservateurs pour être utilisés puisqu'ils ne contiennent pas d'eau.

Dans le même état d'esprit, la Slow Cosmétique© évite le fastidieux débat sur les conservateurs en nous invitant à préparer souvent des soins « à la minute ». Comme pour une recette de cuisine, on se prépare un soin cosmétique et on l'utilise dans les heures ou les jours qui suivent.

Lorsque l'usage d'un conservateur est absolument nécessaire (pour une crème, un gel, une émulsion) les adeptes de la Slow Cosmétique© font confiance aux cahiers des charges de la cosmétique certifiée bio qui excluent l'utilisation des conservateurs les plus polémiques.

Les émulsifiants SLS

Les SLS (pour « sodium laureth sulfate » ou « sodium lauryl sulfate ») sont des tensioactifs que l'on retrouve dans beaucoup de gels douche et de shampooings. Ils ont à la fois un pouvoir émulsifiant, détergent et moussant.

Comme tous les composés anioniques (chargés négativement) ils sont agressifs et desséchants pour la peau. La cosmétique conventionnelle les utilise cependant toujours car ils apportent du plaisir à l'utilisation (ça mousse !). En cosmétique naturelle ou bio, on retrouvera d'autres tensioactifs mieux tolérés par la peau dérivés du sucre, de la betterave ou de la noix de coco.

▶ *Leurs petits noms...*
Identifiez les gels douche et shampooings contenant les SLS dans leur formule INCI : le sodium laureth sulfate est presque partout mais le sodium lauryl sulfate a été progressivement remplacé car il était vraiment trop irritant...

L'avis de la Slow Cosmétique©

Plus d'excuse pour les consommateurs ! Il existe suffisamment de détergents écologiques sans SLS dans les magasins naturels et sur Internet pour changer notre mode de consommation des gels douches, des shampooings et des savons liquides.

LES SELS D'ALUMINIUM

Les sels d'aluminium sont utilisés comme agents antitranspirants dans certains déodorants. Ils sont connus pour être légèrement irritants. Ceux qui sont autorisés dans les formules cosmétiques ne sont cependant pas toxiques aux doses normales. Néanmoins, il y a un débat sur la question de leur capacité à pénétrer l'organisme et à y causer des dommages lorsqu'ils sont alliés à d'autres ingrédients. La polémique se centre aussi sur la question de la taille des particules qui est parfois très petite et peut donc favoriser leur pénétration. Enfin, des études récentes ont démontré que l'aluminium et ses sels avaient un impact sur le système nerveux et endocrinien des animaux lorsqu'ils étaient exposés sur le long terme. Même la très sérieuse ANSM (l'agence française qui contrôle la conformité des cosmétiques) a mis en avant le potentiel dangereux de l'aluminium dans les cosmétiques et invite à la mesure*.

---

* Rapport d'évaluation Afssaps (ex ANSM), octobre 2011 : « Évaluation du risque lié à l'utilisation de l'aluminium dans les produits cosmétiques. »

▶ *Leurs petits noms...*
En cas de doute, on peut tout simplement vérifier si la liste INCI contient le mot « aluminium » quelle que soit sa forme.

L'avis de la Slow Cosmétique©

De l'aluminium pourquoi pas, mais alors vraiment très peu ou sous sa forme naturelle et inerte dans l'argile (alumina) ou une bonne pierre d'alun (rare).

Il n'est pas nécessaire de se passer de déodorant même s'il s'agit là d'un geste cosmétique très polémique pour notre santé. Pour sentir bon ou ne rien sentir du tout pendant la journée, des dizaines de recettes ou produits slow sont disponibles (voyez au chapitre 7). Pensons-y !

LES PARFUMS

La cosmétique conventionnelle utilise des parfums de synthèse afin de parfumer le produit de beauté et d'inciter à l'achat. Les fragrances gourmandes et fruitées sont très à la mode depuis quelques années… Ces parfums sont le résultat d'un travail très pointu en laboratoire et la formule des parfums synthétiques n'est jamais dévoilée.

Le parfum d'un produit est un élément essentiel à sa formulation car c'est lui qui inspire le consommateur et fait vendre. Avez-vous remarqué comme nous portons instinctivement chaque produit cosmétique nouvellement testé à notre nez pour le sentir ? C'est vous dire l'importance de son odeur !

Pourtant, les parfums synthétiques sont de plus en plus critiqués car il semblerait qu'ils soient très souvent la cause de réactions allergiques. La raison évoquée par les défenseurs de la cosmétique naturelle est que les molécules aromatiques de synthèse qu'ils contiennent sont plus allergisantes que les mêmes molécules aromatiques naturelles. Ainsi, par exemple, des tests ont porté sur le linalol, une molécule contenue dans beaucoup de plantes aromatiques (lavande…). Ces tests ont prouvé que le linalol était un allergène mais on a testé cet allergène en tant que molécule isolée, telle qu'on la retrouve dans les compositions de parfums synthétiques. Or, à l'état naturel, dans les huiles essentielles par exemple, cette molécule n'est jamais isolée et est intimement liée à la présence d'autres molécules aromatiques. L'huile essentielle de lavande vraie par exemple en contient beaucoup, ce qui ne l'empêche pas d'être considérée comme une des huiles essentielles les mieux tolérées. Tout cela reste cependant discutable, car **tant les cosmétiques naturels que conventionnels peuvent causer des allergies**.

En outre, les parfums synthétiques sont aujourd'hui souvent fixés en faisant intervenir des phtalates, de forts perturbateurs endocriniens. Cela fait réfléchir quand on sait qu'on se parfume justement pour respirer le produit à plein nez !

▶ *Leurs petits noms...*
Si vous identifiez dans une liste INCI le mot « fragrance » ou « parfum », le produit contient un parfum synthétique. Plus rarement, le parfum d'un produit peut être obtenu à partir d'essences naturelles et, dans ce cas, vous lirez seulement les noms botaniques des plantes aromatiques.

Découvrez la vérité sur les parfums industriels en vidéo avec Julien

Rendez-vous sur :
http://tinyurl.com/slow-cosmetique-videos
Abonnez-vous à la chaîne YouTube « Julien Kaibeck ».

Un mot sur la liste officielle des allergènes

La réglementation européenne relative aux cosmétiques liste les substances parfumantes considérées comme allergènes. Si ces molécules sont présentes dans une formule, par exemple dans un parfum ou une huile essentielle, elles doivent figurer explicitement dans la liste INCI sur l'emballage. On retrouve ainsi bien souvent à la fin de la liste des noms d'allergènes. Ce ne sont pas des ingrédients à proprement parler mais bien des composés d'ingrédients.

Voici la liste des substances parfumantes allergènes dont la présence doit être mentionnée sur l'emballage des produits cosmétiques en Europe (à éviter donc si l'on est allergique à l'une d'elles) :

Alpha-Isomethyl Ionone, Amyl Cinnamal, Amylcinnamyl Alcohol, Anise ou Anisyl Alcohol, Benzyl Alcohol, Benzyl benzoate, Benzyl Cinnamate, Benzyl Salicylate, Butylphenyl Metylpropional, Cinnamal, Cinnamyl Alcohol, Citral, Citronellol, Coumarin, Eugenol, Farnesol, Geraniol, Hexyl Cinnamal, Hydroxycitronellal, Hydroxyisohexyl 3-Cyclohexene Carboxaldehyde, Isoeugenol, Limonene, Linalool ou Linalol, Methyl 2-Octynoate, Evernia prunastri, Evernia furfuracea.

L'avis de la Slow Cosmétique©

Les formules cosmétiques sont presque toutes parfumées. Si elles le sont de façon synthétique, il faut en être conscient et tenter de trouver des substituts avec les huiles essentielles, les eaux florales ou les extraits aromatiques de fruits ou de fleurs… Bien choisies et faiblement dosées, les huiles essentielles ne sont pas dangereuses et ne causent pas plus d'allergies que n'importe quel parfum synthétique.

LES COLORANTS

La cosmétique conventionnelle utilise les colorants pour donner un aspect attirant au produit cosmétique ou pour réaliser des vernis, des teintures ou des produits de maquillage. Tout le monde sait que les colorations pour les cheveux sont parmi les produits les plus agressifs pour la peau et les plus allergisants. Ce sont eux qui contiennent le plus de substances colorantes.

Les colorants sont pour la plupart inoffensifs pour la santé mais certains sont montrés du doigt. Il existe toute une série de colorants chimiques impliqués dans des cas d'allergies avérées, et on en soupçonne beaucoup d'être cancérigènes ou de jouer un rôle néfaste sur l'appareil reproducteur humain. C'est sans doute pour cela que la directive européenne sur les cosmétiques a dressé une liste précise des colorants autorisés. On retrouve dans cette liste 4 catégories de colorants, classés par colonnes. Les colorants des colonnes 3 et 4 sont les plus critiqués. Ils sont admis soit pour les produits qui n'entrent pas en contact avec les muqueuses, soit pour les produits destinés à être rapidement rincés. Ceci limite le risque d'allergie mais ne l'exclut pas.

L'industrie cosmétique utilise aussi des colorants naturels. Ces pigments sont d'origine végétale (betterave, bleu de Prusse) ou minérale (kaolin, mica, titane). Mais certains pigments d'origine animale sont aussi vivement critiqués par les écologistes. Ainsi, le rouge carmin CI 75470 est issu des femelles cochenilles qu'on se doit de tuer pour en tirer un pigment rouge, présent dans beaucoup de rouges à lèvres.

▶ **Leurs petits noms...**
Il est très difficile de reconnaître les colorants potentiellement dangereux pour la santé sur la liste des ingrédients. En effet, tous les colorants s'écrivent dans la liste INCI de la même façon : CI suivi d'un nombre à 5 chiffres (exemple : CI 12120 pour un rouge de la colonne 4).

L'avis de la Slow Cosmétique©

Les colorants sont les ingrédients les plus « acceptables » de la cosmétique conventionnelle. Ils apportent une touche de plaisir et d'esthétisme à la cosmétique que peu d'ingrédients naturels peuvent réellement remplacer. On ne devrait cependant pas en abuser et privilégier les colorants naturels pour autant qu'ils ne soient pas d'origine animale.

LES ACTIFS COSMÉTIQUES

La cosmétique conventionnelle fait un usage très parcimonieux des actifs cosmétiques. Pourtant, ce sont ces actifs qui sont mis sous les projecteurs lorsqu'il s'agit de vendre le produit ou d'en faire la publicité. Les produits cosmétiques classiques en contiennent pourtant bien souvent à peine 1 % dans leur formule…

Les laboratoires cosmétiques utilisent d'innombrables actifs et il en sort de nouveaux à chaque saison. On se souvient tous des publicités vantant les effets des « liposomes actifs » ou des « acides de fruits » sur les rides ou le teint. Ces actifs sont souvent présentés comme rares et précieux car ils résultent d'années de recherche en laboratoire. Certaines marques leaders du marché en font d'ailleurs leur cheval de bataille (on dit que L'Oréal dépose environ 500 brevets par an pour immortaliser ses actifs cosmétiques et autres trouvailles).

Il convient de distinguer les actifs cosmétiques naturels des actifs synthétiques ou brevetés.
- **Les actifs cosmétiques naturels** sont des extraits de plantes sous forme d'huile, de poudre ou de décoction. On pense à l'huile d'argan, à la camomille et à la lavande ou à la grenade qui sont très à la mode depuis quelques années. Ces actifs classiques ou naturels sont souvent chers car rares. Certaines plantes ne poussent qu'à un endroit précis. Certains rendements sont plus faibles, etc. Paradoxe, ce qui est ici considéré comme un actif cosmétique par l'industrie conventionnelle est en fait la base de la cosmétique naturelle qui utilise des eaux florales et des huiles végétales comme ingrédients principaux dans ses formules.
- **Les actifs synthétiques ou brevetés** sont des molécules nouvelles qui peuvent être 100 % synthétiques ou plus naturelles, issues des biotechnologies. Ces actifs sont bien souvent élaborés à partir d'extraits végétaux mais développés en laboratoire. Ils sont complexes et le coût de leur développement est énorme. Il convient en effet de prouver l'efficacité de ces actifs afin de faire vendre. Ces preuves s'obtiennent grâce à des tests *in vitro* réalisés sur des cellules cutanées, elles-mêmes parfois synthétiques. On calcule ainsi l'effet d'un actif ou d'une formule sur la profondeur d'une ride ou la

coloration d'une tache pigmentaire… Le but est d'obtenir un résultat positif quantifiable. Le problème est que ces études sont souvent insignifiantes en termes de résultats visibles à l'œil nu. Les résultats obtenus suite à des tests *in vitro* se mesurent pour la plupart en nanomètres.

Certains tests cosmétiques sont cependant réalisés *in vivo*, sur des sujets volontaires. Les résultats sont alors plus compréhensibles, mais bien souvent très subjectifs. « 94 % des volontaires ont trouvé leur peau plus douce et mieux hydratée après l'utilisation du produit. » Oui, mais qu'en est-il vraiment au niveau physique ? Combien de personnes ont participé ? Et faut-il vraiment avoir recours à un actif synthétique coûteux pour « trouver » que notre peau est plus douce et mieux hydratée qu'avant ? Quel est l'avantage par rapport à une bonne huile végétale ?

Observez les publicités dans les magazines et tentez de trouver l'astérisque qui décrit la méthodologie utilisée par le laboratoire pour obtenir le résultat qui est mis en avant. Vous serez surpris par le nombre de personnes qui ont participé à l'étude (quelques dizaines au maximum) et par la subjectivité des paramètres testés (peau plus douce, plus lisse au toucher, teint plus lumineux…).

L'avis de la Slow Cosmétique©

On n'y croit pas du tout ! Mieux vaut appliquer sur son visage une huile de rose musquée vierge, 100 % active et bourrée de vitamines et d'acides gras essentiels, qu'une crème inerte qui contiendrait à peine 1 % du plus précieux des actifs déniché Dieu sait où puis testé *in vitro* ou même *in vivo*.

Des études cliniques prouvent une quelconque efficacité ? Oui mais en quoi est-elle significative à l'œil nu et en quoi répond-elle réellement à un besoin primaire de la peau ? Ras-le-bol du *brainwashing* cosmétique !

Les 10 questions clés à vous poser lors de vos achats

Voici un aide-mémoire qui vous permettra d'éviter les cosmétiques les plus douteux pour la santé ou pour l'environnement. Vous trouverez ci-dessous une courte liste de questions à vous poser lorsque vous serez confronté à un produit qui ne porte ni label bio ni Mention Slow Cosmétique©.

Nous avons ici volontairement pris l'exemple d'un produit de la marque « Beurk ! », qui ne pourrait pas exister tel quel mais qui rassemble les ingrédients les plus mauvais de la cosmétique conventionnelle.

C'est parti !

Vous avez le produit en main et vous lisez quelque chose du genre « *Crème fondante antirides à l'argan précieux* ».

Le pot de 50 ml coûte 89 euros. La liste INCI est imprimée au verso ou sur les côtés :

INGRÉDIENTS : Aqua, Ethylhexyl Methoxycinnamate, Propyl. Alcohol, Butylene Glycol, Alcohol denat., Methylpropanediol, Dimethicone, Cyclopentasiloxane, Acrylamide/Sodium Acryloyldimethyltaurate Copolymer, Paraffinum liquidum (MineralOil), Petrolatum, Argania spinosa, Polyethylene, PEG-2 stearate, Tetrasodium EDTA, BHT, Phenoxyethanol, Methylparaben, CI 19140, Parfum/Fragrance.

Posez-vous les questions suivantes :

1. Le produit met-il en avant une allégation naturelle qui accroche l'attention ?

Oui ! L'argan (*Argania spinosa*) est ici mis en avant alors que sa place dans la formule nous dit qu'il est probablement dosé à moins de 1 %. Vérifiez la place des plantes (noms latins) dans la formule. Elles doivent figurer dans les quatre ou cinq premiers ingrédients. Méfiez-vous toujours quand un actif végétal est fortement mis en avant sur l'emballage au détriment du reste.

2. Le produit contient-il un ingrédient douteux qui n'a rien à voir avec la fonction première du produit ?

Oui ! Ici, un filtre solaire dans une crème anti-âge ! *Ethylhexyl Methoxycinnamate* : très peu biodégradable et polémique pour la santé, on trouve ce genre de film UV en bonne place dans beaucoup de crèmes anti-âge. Méfiez-vous en l'occurrence des mots « ethylhexyl-quelque chose ».

3. Le produit contient-il des alcools gras et/ou des solvants ?

Oui ! *Propyl. Alcohol, Butylene Glycol, Alcohol denat., Methylpropanediol* : les alcools gras et les matières synthétiques, inertes et parfois irritants, donnent une bonne consistance à la crème. Impossible de les lister tous mais ils contiennent soit le mot « alcohol » ou finissent par -ol. Attention, tous les alcools ne sont pas à éviter cependant.

→

4. Le produit contient-il des silicones ?

Oui ! *Dimethicone, Cyclopentasiloxane* : purement synthétiques et pas du tout biodégradables. Pas mauvais pour la peau mais nul pour la planète. Méfiez-vous des mots en -ane et -one.

5. Le produit contient-il des huiles minérales ?

Oui ! *Paraffinum liquidum (MineralOil), Petrolatum* : Dallas... ton univers impitoyable ! La pétrochimie frappe lourd et n'apporte rien à cette crème hormis du volume. Quant à la peau, les huiles minérales la couvrent d'un film irrespirable. Traquez les mots « petrolatum », « paraffinum » ou « cera microcristallina ».

6. Le produit contient-il des substances éthoxylées, du plastique, des perturbateurs endocriniens ou des substances irritantes ?

Oui ! *Acrylamide/Sodium, Acryloyldimethyltaurate Copolymer, Polyethylene, PEG-2 stearate, Tetrasodium EDTA, BHT, Phenoxyethanol* : dans la jungle des conservateurs et des additifs chimiques, difficile d'identifier les voyous. Le plus facile consiste à éviter les lettres PEG, PPG, EDTA et BHT et le Phenoxyethanol.

7. Le produit contient-il du parfum synthétique ?

Oui ! *Parfum/Fragrance* : ces mots désignent à tous les coups un parfum synthétique. Dommage quand on sait que des centaines d'arômes naturels existent !

8. Le produit contient-il des colorants ?

Oui ! *CI 19140* : hélas, impossible de distinguer d'une façon simple un colorant chimique d'un colorant naturel s'il est désigné par son numéro CI + numéro. On peut soit prendre le risque, soit éviter tous les CI + numéro non identifiés.

9. Le produit contient-il de bonnes huiles vierges dans les 5 premiers ingrédients ?

Non ! Pourtant c'est de la qualité des huiles utilisées dans une crème que dépend sa capacité à hydrater (relisez le chapitre précédent).

10. Le prix du produit n'est-il pas exagéré par rapport à la formule ?

Si ! 89 euros pour 50 ml d'eau et d'ingrédients chimiques et inertes, c'est beaucoup trop ! Même pour des soins bio et naturels, tentez toujours de vous dire qu'un produit cosmétique de 50 ml ne devrait raisonnablement jamais dépasser 60 euros TTC. Au-delà, c'est vraiment du marketing !

Vous avez répondu OUI à plus de 3 questions ? Ce produit n'est pas slow du tout ! Remettez-le dans le rayon tout de suite. Pas de panique, il y a à coup sûr le même produit en qualité plus écologique et moins toxique pas très loin. *La planète slow vous dit merci* ☺ !

Reconnaître les cosmétiques naturels et « bio »

En magasin, il n'est pas facile de distinguer les cosmétiques vraiment naturels des cosmétiques conventionnels. En effet, tous les produits de beauté se présentent dans des emballages aux noms évocateurs : « végétal », « aux extraits de plantes », « pur » ou « biologique » sont des termes qui font germer en nous un sentiment de confiance. Souvent, un ingrédient naturel est mis en avant par le fabricant pour faire vendre. Il est clair qu'un shampooing « à la camomille » est plus séduisant qu'un gel douche « aux dérivés de pétrole ». Mais l'emballage ne prouve hélas rien du tout et il faut redoubler de vigilance pour être certain de consommer quelque chose de naturel.

Deux options sont possibles pour s'assurer de la naturalité d'un produit cosmétique. Une première option consiste à s'amuser à décrypter les listes d'ingrédients INCI. Il faut pour cela quelques notions d'anglais et de latin... et avoir lu la partie de cet ouvrage consacrée aux ingrédients ! La deuxième option est de faire confiance aux labels : la Mention Slow Cosmétique© et certains labels bio sont facilement identifiables.

Savoir différencier les 3 types de cosmétiques

Il existe en fait sur le marché 3 catégories de cosmétiques : les produits conventionnels, les produits naturels et les produits certifiés bio.

1. **Les cosmétiques conventionnels** sont des produits qui contiennent dans leur formule des agents chimiques qui peuvent être critiqués quant à leur toxicité potentielle et à leur empreinte écologique. Plus de 80 % de nos cosmétiques sont dans cette catégorie ! Comme nous l'avons vu plus haut, ces produits ne contiennent que peu d'agents actifs et sont pour la plupart inertes. Leur intérêt pour la peau est faible et ils ne sont pas du tout respectueux de l'environnement. Attention, ces cosmétiques peuvent néanmoins se présenter à nous comme étant naturels, ou même faire la mention de ce qu'ils ne contiennent pas. Par exemple, un produit qui annonce « sans

paraben » est malgré tout classé dans cette catégorie s'il contient des dérivés pétrochimiques ou des silicones. Il faut donc lire la liste des ingrédients pour pouvoir juger.

2. **Les cosmétiques naturels** sont des produits qui ne contiennent que des ingrédients naturels dérivés des végétaux, des minéraux ou de l'eau. Ils peuvent être très simples dans leur formule (de l'huile pour le corps, par exemple) ou bien plus complexes (une crème anti-âge). Ces produits sont néanmoins très difficiles à reconnaître car ils ne sont pas labellisés ni certifiés bio. Cela peut être dû au fait que le fabricant n'a pas voulu payer pour une certification ou qu'il a jugé cela superflu. Le produit peut cependant être lauréat de la Mention Slow Cosmétique© si il est vraiment « propre ».

3. **Les cosmétiques dits « bio »** sont ceux qui portent un label bio. Leur formule doit répondre à une charte ou à un référentiel précis qui leur a imposé toute une série de critères. L'un d'entre eux est de contenir un certain pourcentage d'ingrédients issus de l'agriculture biologique. Attention, ces produits ne sont pour la plupart jamais composés à 100 % d'ingrédients issus de l'agriculture biologique, mais leur formule est toujours à 95 % naturelle car cela est imposé par tous les labels reconnus. Chaque label est différent et les critères de formulation peuvent donc varier. Cependant, tous ces labels sont une garantie d'avoir un produit plus naturel et plus respectueux de l'environnement dans les mains. Si vous ne vous sentez pas capable de lire les listes d'ingrédients des cosmétiques, la meilleure option consiste alors à n'acheter que des produits labellisés bio ou lauréats de la Mention Slow Cosmétique©. Encore faut-il connaître les labels courants…

> ## À retenir
>
> - Plus de 80 % des cosmétiques en magasins sont des cosmétiques « conventionnels ». Ils contiennent des dérivés de pétrochimie, des matières inertes, des conservateurs et du parfum. Cela ne les empêche pas d'arborer le mot « naturel » ou « biologique » sur leur emballage, bien au contraire !
> - Les cosmétiques bio ne sont pas composés à 100 % d'ingrédients bio mais sont toujours formulés sans ingrédients polluants ou polémiques pour la santé. Certains portent la Mention Slow Cosmétique© en sus.
> - Certains rares cosmétiques sont tout à fait naturels mais ne portent pas de label bio. Il peut s'agir d'huiles, de savons ou de formules simples de crèmes. Beaucoup portent la Mention Slow Cosmétique©.
> - Attention, certains cosmétiques « à la lavande bio » ou « à l'extrait naturel de » sont malgré cela des cosmétiques conventionnels qui contiennent des dérivés pétrochimiques ou synthétiques. Lisez bien les étiquettes !

LES LABELS BIO LES PLUS COURANTS

Dans nos magasins, seuls les produits dotés d'un label reconnu peuvent être qualifiés du terme « bio ».

Les cosmétiques bio répondent à une charte qui leur impose l'utilisation d'un minimum d'ingrédients issus de l'agriculture bio. La plupart des chartes bio interdisent aussi l'utilisation d'ingrédients chimiques ou synthétiques, ainsi que l'utilisation des conservateurs et ingrédients polémiques pour la santé (parabens, phénoxyéthanol et compagnie...).

Enfin, la majorité des chartes bio prennent aussi en compte l'emballage du produit qui ne peut pas contenir certains plastiques ou certaines matières peu écologiques.

Les labels bio sont la seule possibilité pour le consommateur de savoir si un produit cosmétique est dommageable pour l'environnement ou non. Il existe hélas une multitude de labels bio qui ne se valent pas tous mais qui valent toujours mieux qu'une absence de label.

Pour adopter la Slow Cosmétique©, il est bon de pouvoir reconnaître les labels bio ou la Mention Slow Cosmétique© afin de toujours acheter un produit pour ce qu'il est vraiment.

> **Peut-on faire confiance aux labels ?**
>
> Oui, même s'ils ne sont pas parfaits, les labels bio font évoluer la cosmétique vers des formulations plus saines. Il en va de même pour la Mention Slow Cosmétique© qui en outre garantit un produit propre ET honnête. Ces produits doivent donc être privilégiés.

Le label ECOCERT

Le logo ECOCERT figure parmi les plus connus des fans de cosmétiques bio. Le groupe ECOCERT a été le premier organisme de certification à développer un référentiel pour les « Cosmétiques écologiques et biologiques ». Initialement, le cahier des charges a été élaboré en concertation avec tous les acteurs de la filière : experts, fournisseurs, fabricants, distributeurs, consommateurs et organismes de développement. La certification des cosmétiques bio est aujourd'hui gérée par ECOCERT Greenlife, la branche cosmétique du groupe ECOCERT.

Tous les détails sur le cahier des charges ECOCERT sur www.ecocert.com (rubriques « Secteurs d'activité », « Cosmétique biologique et bien-être » et « Cosmétique écologique et biologique »).

Remarque : ECOCERT Greenlife est membre fondateur de l'association de certification harmonisée COSMOS standard qui a pour but de s'imposer progressivement comme référence européenne en matière de certification des cosmétiques bio (voir « COSMOS standard », p. 76).

Le label COSMEBIO

COSMEBIO est avant tout une association de fabricants de cosmétiques naturels qui ont voulu matérialiser leurs valeurs écologiques dans une charte dotée d'un logo reconnaissable pour le consommateur. C'est aujourd'hui le label bio le plus reconnu en France par les consommateurs de cosmétiques.

Pour porter le label COSMEBIO, un produit doit à la fois être fabriqué par une entreprise membre de l'association et sa formule avoir été certifiée bio par les référentiels ECOCERT ou Qualité France. Au moment de l'écriture, seuls ces deux référentiels sont considérés comme conformes à la charte de l'association COSMEBIO.

Tous les détails sur la charte COSMEBIO sur www.cosmebio.org.

Remarque : COSMEBIO est membre fondateur de l'association de certification harmonisée COSMOS standard qui a pour but de s'imposer progressivement comme référence européenne en matière de certification des cosmétiques bio (voir « COSMOS standard », p. 76).

Pas assez bio, le bio ?

On dit parfois que 10 % d'ingrédients bio, c'est trop peu. C'est là un faux débat ! Ce qui compte n'est pas tellement la part du bio dans la formule, mais bien comme nous l'avons vu l'absence d'ingrédients polluants ou toxiques. Notons aussi que les produits cosmétiques comportent souvent 50 à 80 % d'eau, qui est par définition non certifiable.

La mention Nature et Progrès

Le logo « Nature et Progrès » se définit non pas comme un label mais plutôt comme une « mention » qui s'obtient à la suite de contrôles successifs effectués par une association de professionnels et de consommateurs. Cette association émane de la Fédération internationale d'agriculture biologique et date de 1964. Très complet, le cahier des charges imposé aux professionnels par Nature et Progrès est particulièrement exigeant et concerne des producteurs très engagés pour l'écologie. Les exigences vont très loin et elles concernent tous les aspects de la production, jusqu'au cadre de vie des animaux dans le cas des exploitations agricoles.

Pour ce qui concerne les cosmétiques, la mention Nature et Progrès est un des labels les plus restrictifs. En effet, tous les ingrédients végétaux, minéraux ou animaux contenus dans une formule qui se veut labellisée doivent eux-mêmes répondre aux critères de la charte Nature et Progrès. Cela représente donc une forte limitation dans le choix des ingrédients, mais aussi une superposition de critères restrictifs pour la formule. La charte autorise cependant l'utilisation de l'eau, de l'alcool, de certains colorants naturels et d'une palette large de conservateurs écologiques.

Tous les détails sur la mention Nature et Progrès sur www.natureetprogres.org.

Le label allemand BDIH
Le BDIH est une association allemande de fabricants de médicaments, compléments alimentaires et cosmétiques. En collaboration avec ses membres, l'association BDIH a développé une directive pour les cosmétiques naturels contrôlés. Sur la base de cette directive, les produits qui se veulent labellisés sont contrôlés au niveau de leurs composants par des instituts de contrôle indépendants.

Les produits portant le label BDIH doivent contenir un maximum d'ingrédients d'origine végétale en qualité biologique, des ingrédients non testés sur les animaux et issus de procédés chimiques doux. La directive exclut bien évidemment les silicones, les colorants et arômes synthétiques, les matières éthoxylées et les dérivés de pétrole. Seuls quelques conservateurs sont autorisés.

Remarque : Le BDIH est membre fondateur de l'association de certification harmonisée COSMOS standard qui a pour but de s'imposer progressivement comme référence européenne en matière de certification des cosmétiques bio (voir « COSMOS standard », p. 76).

Tous les détails sur le label BDIH en français sur : www.kontrollierte-naturkosmetik.de (accès disponible en français, cliquez ensuite sur « BDIH »).

Le label de la Soil Association

L'institution britannique Soil Association a été fondée il y a plus de cinquante ans et regroupe des agriculteurs, des scientifiques, des fabricants et des consommateurs qui souhaitent s'engager pour la promotion des produits biologiques (« *organic* », en anglais). L'association est dotée de son propre organisme de certification.

Les standards sur lesquels se base la certification de la Soil Association pour les cosmétiques sont assez classiques. On exige un maximum d'ingrédients issus de l'agriculture biologique et un minimum de matières premières non biologiques, autorisées seulement si leur équivalent bio n'est pas disponible. Tous les procédés de transformation et de fabrication doivent être les plus écologiques possibles. Le texte énumère également une série d'ingrédients interdits, que ce soit pour des raisons écologiques ou pour préserver la santé humaine. On y retrouve les parabens, les silicones, les libérateurs de formaldéhyde, les PEG et les Quats ainsi que les OGM, les dérivés pétrochimiques et certains tensioactifs irritants.

Remarque : Soil Association est membre fondateur de l'association de certification harmonisée COSMOS standard qui a pour but de s'imposer progressivement comme référence européenne en matière de certification des cosmétiques bio (voir « COSMOS standard », p. 76).

Tous les détails sur le label Soil Association en anglais sur www.soilassociation.org.

Le label italien AIAB-ICEA

Ce label émane de l'action conjointe de l'association AIAB qui défend et promeut l'agriculture biologique et de l'institut de certification ICEA dont le siège est à Bologne. Ce label est assez comparable aux labels de Soil Association ou du BDIH. Il ne concerne que des marques de cosmétiques italiennes assez confidentielles et peu rencontrées dans le monde francophone.

Remarque : L'institut ICEA est membre fondateur de l'association de certification harmonisée COSMOS standard qui a pour but de s'imposer progressivement comme référence européenne en matière de certification des cosmétiques bio (voir « COSMOS standard », p. 76).

Plus d'infos en italien ou en anglais sur www.icea.info.

Le label belge ECOGARANTIE

Ce label est délivré aux produits des fabricants membres de l'association belge BIOFORUM, pour autant qu'ils aient répondu au cahier des charges strict défini par ECOGARANTIE et qu'ils aient été contrôlés par l'un des trois organismes certificateurs avec lesquels l'association travaille pour la fabrication de produits de beauté.

Plus d'informations sur le label et le cahier des charges ECOGARANTIE en français : www.ecogarantie.com/fr.

Le label NATRUE

NaTrue est une association internationale à but non lucratif dont le siège est à Bruxelles. Elle a pour ambition de proposer un label harmonisé pour la cosmétique naturelle. Le label est délivré aux produits dont les formules répondent à plusieurs critères assez communs à tous les labels de cosmétique naturelle et biologique :
- des ingrédients naturels et biologiques,
- un nombre restreint de procédés de fabrication autorisés,
- des pratiques respectueuses de l'environnement,

- pas de parfums ni colorants synthétiques,
- pas de produits pétrochimiques (paraffines, PEG, -propyl-, -alkyl-, etc.),
- pas de silicone ni dérivés siliconés,
- pas d'OGM,
- pas d'irradiation du produit fini ni de ses ingrédients végétaux,
- des produits finis non testés sur animaux.

Les règles de certification émanent de l'association, mais les contrôles relatifs à la certification sont menés par des organismes indépendants.

Plus d'informations sur le label et le cahier des charges NaTrue en français, anglais et allemand : www.natrue.org.

À la recherche d'un label international pour la cosmétique bio

Il faut souligner que le label NaTrue est né parallèlement à l'initiative COSMOS standard qui vise à harmoniser les différents labels européens. Comme expliqué plus loin, COSMOS standard est une association de plusieurs labels reconnus qui ont fait de gros efforts d'harmonisation de leurs règlements pour faciliter la vie du consommateur. NaTrue est quant à elle une initiative privée car l'association a été portée par des fabricants engagés dans la promotion de la cosmétique naturelle, dont les bien connus Weleda et Dr. Hauschka.

Le but de ces deux initiatives : un seul label bio dans tous les pays !

Il est un peu dommage qu'il n'y ait pas eu d'accord réellement global pour aller vers un label unique en matière de cosmétique naturelle et bio. Dans le futur, il faudra donc au minimum apprendre à reconnaître les logos NaTrue et COSMOS.

Le label COSMOS standard

COSMOS standard émane d'une association internationale sans but lucratif (AISBL) dont le siège est à Bruxelles. L'association a été portée par des membres fondateurs qui ne sont autres que les organisations nationales qui gèrent les labels de cosmétiques bio en France, en Italie, en Allemagne et en Angleterre. On retrouve comme membres fondateurs de cette initiative les Français ECOCERT Greenlife et COSMEBIO, l'Allemand BDIH, la Britannique Soil Association et l'Italien ICEA. L'ambition initiale de cette association est d'harmoniser les labels nationaux et d'aboutir à un label unique, reconnaissable à l'échelle internationale par le consommateur.

Le label peut être obtenu pour des produits qui répondent à une charte assez complexe et très complète définie par l'association. Les seuls organismes habilités pour l'instant à vérifier si le produit correspond à cette charte sont ECOCERT, QUALITÉ France, ICEA, Soil Association et les instituts apparentés au BDIH. La charte, appelée « référentiel », énumère quantité de critères de formulation et d'emballage pour une cosmétique plus écologique.

Dans le cadre de COSMOS standard, un cosmétique sera labellisé « COSMOS organic » si :
- il est composé d'au moins 95 % d'agro-ingrédients physiquement transformés,
- 20 % du produit fini sont issus de l'agriculture biologique (sauf pour quelques cosmétiques comme les gels douche ou les produits aqueux ou composés d'au moins 80 % d'ingrédients d'origine minérale, dans ces cas, 10 % d'ingrédients biologiques suffisent).

Il n'existe hélas pas de vrai logo pour ce label. Au final, le but est de pouvoir ajouter la mention « COSMOS organic » ou « COSMOS natural » en dessous du label national obtenu par le produit.

Plus d'informations sur le référentiel COSMOS standard en anglais : www.cosmos-standard.org.

La Mention Slow Cosmétique©

La Mention Slow Cosmétique© est une récompense remise plusieurs fois par an à des marques de cosmétique, par l'Association Internationale sans but lucratif Slow Cosmétique AISBL.
La Mention Slow Cosmétique© félicite des marques dont les formules sont « propres », c'est-à-dire exempte de tout ingrédient synthétique ou polémique. Mais il faut aussi que le marketing soit « raisonnable », c'est-à-dire que la marque n'incite pas à la surconsommation ou ne fasse pas de fausses promesses. En outre, la marque félicitée est invitée à intégrer une démarche éthique forte avec l'utilisation d'ingrédients ancrés dans le local, et de procédés respectueux de l'environnement et des animaux. Il y a 3 étoiles à la Mention Slow Cosmétique©, un peu comme pour les restaurants dans le Guide Michelin. Voici comment les comprendre en résumé :

*** : La Marque répond à plus de 90% des critères de la Charte Slow Cosmétique©. Les formules sont propres et bio, et le marketing vraiment raisonnable.
En outre, le fabricant maîtrise au moins une étape de production en amont de son produit (culture/distillation/transformation/extraction...).
Un vrai savoir-faire à la fois local et artisanal est présent.

** : La Marque répond à plus de 75% des critères de la Charte Slow Cosmétique©. Les formules sont propres et privilégient le bio, et le marketing est raisonnable. Un savoir-faire créatif et artisanal est présent.

* : La Marque répond à plus de 60% des critères de la Charte Slow Cosmétique©. Elle est encouragée à poursuivre dans la bonne direction.
Ses formules sont bien plus propres que la moyenne du marché. Son marketing pourrait être plus raisonnable mais fait la part belle à la pédagogie.

REJOIGNEZ le MOUVEMENT : Plus d'informations sur la Charte Slow Cosmétique© et la Mention sur le site officiel : www.slow-cosmetique.org
On y trouve aussi la liste complète des marques lauréates de la Mention Slow Cosmétique© !

À retenir

- Il existe dans le monde beaucoup de labels qui certifient des cosmétiques dits « bio ».
- Les labels les plus connus ont toujours la même démarche : ils excluent les ingrédients chimiques et imposent une utilisation minimale d'ingrédients issus de l'agriculture biologique.
- Seuls les logos des labels reconnus constituent une garantie pour le consommateur d'acheter un produit vraiment naturel et écologique. Le texte sur l'emballage ne veut souvent pas dire grand-chose et le mot « naturel » ou « biologique » est trompeur.
- Seule la Mention Slow Cosmétique© identifie les produits tant au niveau de la formule propre que du marketing non trompeur.

ET LES TESTS SUR LES ANIMAUX ?

Les cosmétiques sont critiqués de longue date pour leur supposé impact dévastateur sur les animaux de laboratoires. En effet, l'industrie cosmétique a toujours eu recours à beaucoup de tests sur les animaux pour s'assurer de l'innocuité des produits.

Cependant, depuis 2009, la réglementation européenne sur les cosmétiques a concrétisé une interdiction progressive des tests sur animaux. Après celle portant sur les cosmétiques en tant que produits finis, même les ingrédients entrant dans la composition des produits cosmétiques doivent aujourd'hui être testés par des méthodes alternatives. Depuis 2013, l'interdiction de mise sur le marché de cosmétiques ou ingrédients cosmétiques testés sur animaux est d'application en UE.

Cette réglementation est une avancée majeure mais le sujet est complexe car il est encore possible d'imaginer que certains ingrédients cosmétiques résultent de l'alliage de plusieurs substances qui, elles, sont testées sur les animaux. En effet, seuls les ingrédients destinés à la cosmétique sont concernés par la réglementation, alors que beaucoup de substances utilisées dans d'autres sphères d'activités mais également en cosmétique peuvent théoriquement toujours être testées sur les animaux (il s'agit d'ingrédients qui tombent sous la règlementation européenne REACH qui concerne les composés chimiques).

Pour en avoir le cœur net, il faudrait remonter la filière des ingrédients jusqu'à leur source ultime, ce qui est chose impossible pour le consommateur et parfois même pour le fabricant. Pour nous rassurer à 100 %, sachons que les labels décrits précédemment interdisent tous les tests sur les animaux tant pour les ingrédients que pour les produits finis, et ce même en amont de la filière.

Il n'y a donc théoriquement pas besoin d'un label spécifique pour la protection des animaux dans le cadre des cosmétiques certifiés bio ou slow, même si pour être honnête, un produit bio importé de Chine est susceptible d'être testé sur les animaux pour des raisons légales locales. Pour être complet sur le sujet, les labels relatifs aux tests sur les animaux méritent d'être cités rapidement ici.

Le « leaping bunny » ou lapin bondissant

Les produits portant ce logo sont certifiés sans cruauté pour les animaux. Le logo émane d'une coalition d'associations américaines et européennes de défense des animaux, réunies sous la dénomination internationale « *Coalition for Consumer Information on Cosmetics* » ou CCIC. Il peut être obtenu par tout fabricant qui s'inscrit sur le site www.leapingbunny.org et qui s'engage à remplir l'ensemble des critères stricts du programme. Dans le cadre de l'attribution de ce logo, des normes rigoureuses stipulent qu'aucune expérimentation animale n'a été menée par le fabricant, ses laboratoires partenaires et ses fournisseurs, et ce à n'importe quelle phase du développement du produit.

Les logos « One Voice »

L'association One Voice est le représentant en France de la coalition citée plus haut. One Voice délivre donc également le logo du lapin bondissant. Parallèlement, d'autres logos gérés par One Voice sont susceptibles d'être apposés sur des produits d'autres catégories (détergents, peintures, aliments…). Les labels plus souvent rencontrés sont les labels One Voice représentant un ours assis, ou la tête d'une panthère.

Et les cosmétiques Vegan ?

Ce sont des cosmétiques sans aucune matière animale ! Ni lait, ni miel dans la formule... Les vegans sont très attentifs au bien-être animal et exigent non seulement une formule sans ingrédient d'origine animale, mais évidemment non testée sur les animaux aussi ! Des labels existent...

Comment reconnaître un cosmétique vegan ?

Il faut d'abord examiner la formule INCI sur l'emballage, pour s'assurer de l'absence de produit animal dedans. Si le produit n'en contient pas, il faut alors se demander s'il teste sur les animaux. Si la réponse est non, alors le cosmétique est "vegan" par nature.

Mais certains ingrédients dérivés de l'animal sont hélas peu reconnaissables, alors des logos existent, et peuvent se combiner :

- Logo Vegan : ce logo en forme de tournesol assure que le produit est Vegan dans tous les sens du terme. Il est remis par l'ONG Vegan Society qui défend le végétalisme surtout.
- Logo Cruelty free et Vegan : ce logo du lapin aux oreilles roses émane de l'association PETA, qui le décline en cruelty free (sans tests) et cruelty free et vegan (sans tests et sans matière animale)

À retenir

- Les tests sur les animaux en cosmétique sont aujourd'hui interdits par voie légale mais il n'est pas possible d'être sûr à 100 % qu'aucun ingrédient cosmétique dans une formule conventionnelle n'a été testé sur un animal.
- Si vous parlez anglais, consultez la seule base de données actuelle sur les ingrédients cosmétiques qui intègre un critère mentionnant si l'ingrédient a été testé ou non sur les animaux : www.ewg.org/skindeep.

Chapitre 3
La Slow Cosmétique : une révolution saine et naturelle

Comment est née la Slow Cosmétique ?

Pour comprendre ce qu'est la Slow Cosmétique©, il faut tout d'abord se rappeler ce qu'est le mouvement Slow Food né en Italie au début des années 1990. Slow Food est un mouvement citoyen porté par des acteurs de la chaîne alimentaire, des agriculteurs aux consommateurs en passant par certains cuisiniers et restaurateurs. Réunis au sein d'associations locales ou régionales appelées conviviums, ils défendent une alimentation de meilleure qualité : des produits naturels et sains, si possible issus du terroir local et de la tradition. Slow Food invite aussi ses adeptes à redécouvrir la notion de plaisir dans la nourriture : plaisir de consommer une nourriture vivante, plaisir de cuisiner selon des méthodes traditionnelles plutôt qu'industrielles…

Depuis l'avènement de Slow Food en réaction à la malbouffe généralisée dans les pays développés, le mouvement slow a fait du chemin et a pénétré toutes les sphères de l'activité humaine. On parle ainsi aujourd'hui d'une possible « attitude slow » face aux domaines de la vie quotidienne. **Vivre slow signifie vivre plus lentement et plus harmonieusement, le plus souvent en accord avec la nature.** Le rapport au temps et aux cycles de la nature est primordial pour vivre slow.

Mais quel rapport y a-t-il entre la volonté de vivre slow et la cosmétique ?

Nous l'avons vu, les cosmétiques que nous consommons dans notre recherche incessante de jeunesse et de beauté ne sont pas tous respectueux de la nature. En outre, l'industrie cosmétique nous incite à consommer toujours plus et crée de nouveaux besoins qui ne sont pas toujours essentiels. **L'impact écologique et psychologique de la cosmétique actuelle est très lourd pour la planète, pour notre portefeuille et pour notre état d'esprit. Face à ce constat, je me suis dit qu'une autre cosmétique était possible, et j'ai créé la Slow Cosmétique©.**

Pourquoi la Slow Cosmétique© ?

Relisez l'introduction de ce livre. Nous y avons vu qu'il était temps de changer notre mode de consommation de la beauté pour plusieurs raisons. Tout d'abord, nous consommons trop de produits dont la composition chimique est néfaste pour l'environnement ou pour la santé. Ensuite, nous sommes victimes d'un lavage de cerveau qui nous pousse à une quête insensée de ce qui n'existe pas. De produits en produits, nous zappons trop. Au final, nous sommes insatisfaits. Enfin, la cosmétologie actuelle (bio ou non) permet sans aucune difficulté de produire des cosmétiques sains et écologiques tout aussi efficaces que ceux dont la composition est douteuse. Il n'y a plus aucune raison d'attendre pour consommer moins et mieux.

Qu'est-ce qui est « Slow Cosmétique© » et qu'est-ce qui ne l'est pas ?

Au fil de ce livre, vous découvrirez des fiches synthétiques « Slow ou pas slow » pour vous aider à comprendre ce que promeut la Slow Cosmétique©.

Le terme « Slow Cosmétique© » désigne certains produits ou gestes de beauté qui répondent à une série de critères combinés que l'on peut résumer en quatre points qui fondent la Charte de la Slow Cosmétique©, aujourd'hui défendue par l'association (www.slow-cosmetique.org).

La Slow Cosmétique© doit être une cosmétique :
1. **Intelligente :** elle répond de façon adéquate à des besoins réels de la peau. Pour cela, elle utilise des ingrédients vivants et naturels qui apportent quelque chose de positif à la peau. Elle évite donc les ingrédients inactifs (huiles minérales, silicones) et ceux dont la toxicité est mal connue à court ou long terme (conservateurs, composés éthoxylés…).
2. **Pleine de bon sens :** elle ne crée pas de nouveaux besoins pour la peau et limite le nombre de produits à utiliser pour maintenir la peau belle et en bonne santé. Elle ne promet pas l'impossible et nous invite à nous recentrer et à réfléchir à chaque acte de consommation d'un produit.
3. **Naturelle et écologique :** elle est formulée sans ingrédients dérivés de la chimie de synthèse ou de la pétrochimie dont l'impact écologique est trop lourd (EDTA, silicones, huiles minérales…). Elle fait appel à des produits actifs qui ont subi le moins de transformations possibles. Elle minimise l'emballage et promeut le recyclage.
4. **Qui invite aux plaisirs simples :** elle nous rappelle l'authenticité des végétaux et des minéraux qui sont bénéfiques pour notre peau et pour notre état d'esprit. Elle nous invite à entrer en contact direct avec la nature (respirer et toucher, marcher, se baigner). Elle ne fait pas appel à des parfums de synthèse, à des emballages sophistiqués ou à des icônes retouchées sur Photoshop pour nous séduire.

Une cosmétique intelligente ?
La cosmétique est aujourd'hui active. Elle interagit avec la peau et promet d'en modifier l'aspect. Mais elle ne le fait pas toujours intelligemment. L'exemple le plus frappant est celui des crèmes et des sérums antirides industriels. Ils vous promettent un effet sur vos rides mais ne contiennent qu'une proportion infime d'actifs noyés dans des huiles minérales dérivées de pétrole et de silicones.

Les actifs contenus dans votre crème ont été brevetés et sont le fruit d'années de recherche ? Oui, c'est vrai. Les grandes marques investissent beaucoup dans la recherche. Et pourtant, elles se racontent des histoires à elles-mêmes. Dans leur course à l'innovation, elles oublient d'évaluer la **nécessité** des actifs de haute technicité et la **mesure** de leurs effets perceptibles à l'œil nu sur le long terme.

Faites le test. Appliquez sur votre visage de l'huile végétale de jojoba bio pendant 10 jours. Ensuite, faites de même avec le sérum le plus cher du marché. Pensez-vous vraiment que la différence soit significative ? Justifie-t-elle le prix du produit industriel ? Et le battage médiatique qui est fait autour de lui ?

La Slow Cosmétique© prône des formules qui contiennent des ingrédients naturels dont la peau a réellement besoin pour rester jeune et belle. Des acides gras essentiels, des vitamines, des antioxydants et des actifs ciblés si nécessaire. Rien de modifié chimiquement, rien de mort, d'inerte. Et surtout rien qui puisse améliorer l'aspect de la peau en l'abîmant d'un autre côté.

Un bon exemple de cosmétique intelligente est celui d'une huile végétale biologique cultivée localement (argan, calendula), faiblement aromatisée avec une huile essentielle adaptée à mon type de peau. Un mauvais exemple : une crème au calendula qui ne contient que 0,05 % d'huile de calendula perdue dans une mer de pétrochimie.

Une cosmétique du bon sens ?

Là, c'est au consommateur de se poser les bonnes questions. Ce produit répond-il à un réel besoin pour moi ? Est-il superflu ? La promesse de ce produit est-elle cohérente ? Qu'est-ce que je ressens quand je vois cette belle actrice sur la publicité ?

Nous ne pourrons pas tout tester en magasin pour nous rendre compte que, finalement, la peau a avant tout besoin d'hydratation et de protection. Pour ces deux besoins essentiels, seuls quelques produits naturels suffisent.

Les femmes (et certains hommes) attendent trop de leurs cosmétiques. Et les marques leur répondent avec des promesses qui ne peuvent pas être réellement tenues. Un teint zéro défaut, pas une ride, des pores invisibles, jamais un bouton… La peau est un organe vivant qui respire et mute. Pour la conserver fraîche, souple et jeune, il faut l'hydrater et la protéger. C'est tout. Pour faire cela, il n'est pas forcément nécessaire d'aller chercher une algue au fin fond des mers ou un extrait de plante amazonienne breveté par un docteur californien.

Nous sommes également aveuglés par le marketing cosmétique. On la veut cette belle bouteille de parfum, on le désire ce tout nouveau sérum anti-âge… C'est glamour !

Pour les adeptes de la Slow Cosmétique©, il n'y a pas de mal à se procurer un produit glamour qui raconte une belle histoire et dont le prix dépasse l'entendement, pour autant que l'on ait conscience que le prix, la marque et l'emballage du produit ne le rendra pas plus actif sur la peau ou si peu…

Rien que du bon sens !

Une cosmétique naturelle et écologique ?
Nous l'avons vu au chapitre précédent, les cosmétiques conventionnels contiennent trop d'ingrédients synthétiques et pétrochimiques. Leurs conséquences sur la santé ont déjà été remises en cause, mais c'est surtout leur impact néfaste sur l'environnement qui est sous-estimé. Si l'on ajoute à cela l'emprunte carbone de la fabrication des ingrédients cosmétiques industriels et de leurs emballages en plastique, l'addition est salée !

La Slow Cosmétique© prône le retour à l'essentiel. **L'attitude la plus slow serait de n'avoir recours qu'à des matières naturelles et brutes pour la beauté.** On n'exclut pas pour autant les produits cosmétiques naturels ou certifiés slow qui sont les seuls à fournir de réels efforts pour une beauté plus écologique.

Des huiles végétales et essentielles, des beurres, de l'argile, du sucre ou du miel… La trousse de beauté slow est parfois rangée dans les placards de la cuisine ! Dans la salle de gym aussi, avec l'importance du yoga facial et de la réflexologie dans les protocoles de beauté slow.

En recommandant ces gestes et produits de beauté simples et naturels, on peut espérer réduire l'empreinte écologique de la cosmétique et se rapprocher de notre nature profonde !

Une cosmétique des plaisirs simples ?
À coup de belles photos d'égéries adulées et d'emballages sophistiqués, les marques de cosmétiques nous font rêver. Et le rêve fait vendre. La technologie aussi. Plus un produit est sophistiqué et technique, plus nous croyons en ses promesses.

Bien entendu, le rêve et le plaisir sont essentiels à notre bien-être et il ne s'agit pas de s'en priver. La Slow Cosmétique© ne nie pas la notion de plaisir que nous pouvons avoir à consommer des produits de beauté. Au contraire, le plaisir est une valeur importante pour le mouvement slow. **Simplement, la Slow Cosmétique© souhaite faire redécouvrir aux consommateurs avertis des plaisirs plus simples et plus respectueux de l'environnement.**

La nature nous offre en effet des plaisirs plus simples que ceux des parfumeries et des podiums. À quand remonte la dernière fois où vous avez humé le doux parfum d'une vraie huile essentielle ? À quand remonte votre dernier bain de mer ? Avez-vous massé votre visage ce matin ?

La notion de plaisir s'exprime à merveille au sein de ce que la nature nous offre. Il n'est pas toujours nécessaire de mettre en scène la beauté à coups d'éclairages et de fards…

Existe-t-il un label « Slow Cosmétique© » ou des produits « slow » ?

Oui.

Il existe depuis 2013 une association internationale sans but lucratif (AISBL) dénommée « Slow Cosmétique® ». Cette association s'est donné pour but de promouvoir une consommation plus saine et plus raisonnable des cosmétiques. Elle gère la marque déposée « Slow Cosmétique® » pour éviter toute récupération commerciale du concept.

L'Association remet plusieurs fois par an à des marques qui répondent à ses critères une « Mention Slow Cosmétique ». Ce n'est pas un label, mais une récompense qui témoigne de l'engagement de la marque pour une cosmétique plus sensée et de la qualité de ses produits. C'est un peu comme une étoile au Michelin.

Tous les produits « slow » ainsi félicités, ainsi que l'actualité de l'association, se retrouvent sur www.slow-cosmetique.com, le site partenaire de l'Association Slow Cosmétique, co-créé avec les fans de la Slow Cosmétique©, les marques et les acteurs bénévoles de la filière.

Il est temps maintenant de découvrir de façon pratique comment mener la révolution dans votre propre salle de bains et comment adopter les recettes de la vraie beauté, celles de la Slow Cosmétique©.

Fiche slow n° 1

LA SLOW COSMÉTIQUE©, C'EST QUOI ?

Faites le test ! Êtes-vous slow ou pas slow ?

Ça, c'est slow	Ça, ce n'est pas slow
Bien connaître le fonctionnement de sa peau et ne pas paniquer à la moindre imperfection.	Croire que la peau idéale existe et qu'elle a besoin de mille et un produits pour rester belle.
Utiliser le moins de produits possibles pour répondre à tous les besoins primaires de la peau.	Utiliser un lait démaquillant, un gommage, un masque, un contour de l'œil, une crème pour le cou, un sérum liftant, un anticernes, une crème de jour, une crème de nuit... et se demander ce qu'il nous manque.
Lire les étiquettes de ses produits pour savoir ce que l'on consomme et pourquoi.	Croire aux publicités sans réfléchir à ce qui se cache derrière.
Prendre du plaisir à appliquer ses soins cosmétiques dans le calme, en effectuant un massage du visage ou du corps, et en respirant.	En vouloir toujours plus : plus de résultats, plus vite, plus fort et plus technique.
Accepter sa peau telle qu'elle est et devenir sa meilleure amie.	Vouloir constamment changer de peau, rechercher la perfection.
Adopter une attitude globale pour la beauté : une alimentation saine, de l'exercice physique et des pensées positives.	Penser que les cosmétiques sont la clé de la jeunesse éternelle et de la beauté ultime.
Hydrater son visage avec de l'huile végétale pure ou aromatisée aux huiles essentielles.	Appliquer un sérum plein de silicones, puis une crème occlusive par-dessus.
Se fabriquer ses propres produits de beauté pour les soins de base du quotidien.	Ne faire confiance qu'aux grandes marques de cosmétiques parce qu'on les voit dans les magazines.
Se maquiller pour sublimer sa personnalité profonde.	Se maquiller pour camoufler.
S'aimer très fort tel que l'on est.	Séduire à tout prix et par tous les moyens cosmétiques possibles.

PARTIE 2

ADOPTER LA SLOW COSMÉTIQUE

Si vous êtes un peu rebelle, vous allez adorer cette deuxième partie. Elle vous invite à faire la révolution dans la salle de bains. Réjouissez-vous, vous allez pouvoir y faire de la place pour ne conserver que ce qui compte vraiment. Quant à vos placards de cuisine, ne vous étonnez pas si vous devez parfois aller y faire un tour avant de vous refaire une beauté.

Pas de panique, il n'est évidemment pas nécessaire de jeter vos produits de beauté préférés du jour au lendemain. De même, vous ne pourrez pas changer vos habitudes et votre routine beauté en un clin d'œil. Et ce n'est pas grave du tout. Si vous tenez ce livre entre les mains, c'est déjà un très grand pas dans la bonne direction.

Les conseils beauté présentés au fil de ces chapitres sont définis en fonction des besoins primaires de la peau décrits dans la première partie du livre. Le **chapitre 4** nous apprend comment nettoyer la peau d'une façon écologique et respectueuse. Ensuite, nous verrons comment l'hydrater, la nourrir et la protéger au **chapitre 5**. Vous souhaitez soigner vos boutons ou corriger vos rides ? Les soins naturels à base d'huiles essentielles proposés au **chapitre 6** vous y aideront. Préparez-vous également à faire des grimaces devant la glace pour bénéficier des effets de la gym faciale ! Enfin, nous verrons au chapitre 7 que la Slow Cosmétique© ne fait pas l'impasse sur le plaisir et la séduction : se parfumer avec des essences végétales et se maquiller au naturel sont des gestes très slow.

Cette partie pratique avec ses recettes est l'occasion merveilleuse de pouvoir éveiller votre conscience à quelque chose qui est plus en phase avec la nature et avec votre être profond. Laissez-vous aller, c'est déjà un premier pas vers la Slow Cosmétique©...

Remarques importantes concernant nos recettes

Sécurité

Avant de vous lancer dans la préparation de vos propres soins cosmétiques, sachez qu'il est impératif de respecter une hygiène parfaite et quelques règles :

- se laver les mains et désinfecter tous les ustensiles avant de commencer ;
- manipuler l'alcool et les huiles essentielles avec beaucoup de précautions (dont l'éviction des sources de chaleur, la protection des yeux...) ;
- faire un test de sensibilité avant d'utiliser un produit naturel. L'application d'une petite dose sur l'intérieur du bras pendant 24 heures est idéale.

Ces recettes sont données à titre indicatif, elles n'ont pas valeur de prescription. Ce sont là des cosmétiques et rien d'autre. Si vous souhaitez traiter une pathologie, consultez un professionnel de la santé, seul apte à soigner.

Shopping essentiel

La Slow Cosmétique©, ce n'est pas la cosmétique faite maison, mais elle y fait appel. Elle simplifie cependant beaucoup et refuse la cosmétique faite maison compliquée, avec beaucoup d'ingrédients. Pour fabriquer quelques soins en mode Slow, vous avez déjà tout ce qu'il vous faut dans votre cuisine. Néanmoins, il vous faudra vous procurer certains ustensiles spécifiques pour pouvoir réaliser vos soins à la maison :

- un entonnoir de petite taille (votre meilleur ami pour verser les huiles dans des flacons) ;
- des flacons et des pots de toutes tailles, si possible en verre ou plastique ambrés pour ne pas laisser passer la lumière ;
- un récipient allant au bain-marie (pyrex) ou un véritable bain-marie ;
- un mini-fouet de cuisine ;
- un thermomètre de cuisine ;
- une balance de précision (au gramme près).

Vous achèterez aussi certains ingrédients de base un peu bizarre mais bon marché que vous trouverez sur slow-cosmetique.com ou bien en pharmacie et dans certains magasins bio : →

- quelques huiles essentielles et huiles végétales (voir en annexe, p. 233 et 239), de l'argile ultra-ventilée, de la cire d'abeille blanche ou jaune en paillettes, de l'amidon de maïs (Maïzena), de la glycérine végétale, du bicarbonate de soude alimentaire et du gel d'aloe vera.

Attention : beaucoup de recettes de ce livre utilisent des huiles essentielles. Celles-ci nécessitent certaines précautions d'utilisation donc reportez-vous au chapitre 6 pour plus d'informations si vous êtes novice.

Utilisation

Les recettes présentées sont 100 % naturelles et d'une grande simplicité afin de vous permettre de les adopter facilement. La plupart sont des recettes « minute » et doivent être utilisées juste après la préparation (dans ce cas, on indique « pour une seule utilisation »). Les autres, formulées sans conservateurs, doivent être conservées dans des flacons adaptés et à l'abri de la lumière, de la chaleur et de l'humidité pour un maximum de plaisir (là, vous réaliserez des quantités plus importantes, indiquées à chaque fois).

Toutes les recettes conviennent aussi bien aux femmes qu'aux hommes. Qu'on se le dise !

Portefeuille

Les ingrédients de la Slow Cosmétique© sont pour la plupart bon marché. On fait déjà beaucoup avec du sucre, du miel, de l'huile de noisette et une huile essentielle de lavande.

Cependant, certaines huiles coûtent cher car le rendement des plantes dont elles sont issues est faible. Chaque recette présentée dans ce livre est accompagnée de **symboles** pour vous donner une idée du prix de revient approximatif de la formule telle que décrite.

- 💰 = prix moins élevé que les cosmétiques de moyenne gamme dont les promesses sont comparables.
- 💰💰 = prix identique aux cosmétiques de moyenne gamme dont les promesses sont comparables.
- 💰💰💰 = prix plus élevé que les cosmétiques de moyenne gamme dont les promesses sont comparables.
- 💰💰💰💰 = super-luxe, mais ça fait tellement de bien !

Chapitre 4
La base : nettoyer la peau (et les cheveux)

Un nettoyage quotidien et soigné du visage et du corps est un premier pas vers une beauté durable. Le nettoyage doit en effet libérer la peau des impuretés qui s'y accumulent tout au long de la journée, ainsi que des éventuelles traces de maquillage qui peuvent empêcher la peau de respirer. Le nettoyage est essentiel à l'éclat du teint et à la santé de la peau. Cependant, il ne faut surtout pas qu'il mette à mal le fragile équilibre du film hydrolipidique, ni qu'il altère le pH acide de la peau qui doit le rester.

Comment nettoyer ma peau au quotidien ?

Avec du savon

Le savon est la première chose à laquelle on pense quand il s'agit de se laver. Malheureusement, l'écrasante majorité des savons disponibles agressent la peau et altèrent le film hydrolipidique qui recouvre l'épiderme. Les savons sont des matières tellement alcalines qu'ils rompent l'équilibre acide du pH de la peau. C'est pour cela que le savon est déconseillé pour la toilette du visage acnéique par exemple. Il convient bien en revanche pour se laver entièrement s'il est saponifié à froid et surgras.

Choisir un savon adapté à la toilette est un réel casse-tête. En effet, même les savons les plus naturels ne sont pas forcément doux pour la peau. Il faut donc le savoir et se préparer à devoir hydrater et protéger la peau juste après l'utilisation d'un savon.

Les savons recommandés par la Slow Cosmétique© sont les savons naturels fabriqués selon la méthode de saponification à froid, qui elle seule permet au savon de conserver sa part de glycérine. Cette méthode produit des savons de qualité élevée, fabriqués à base d'ingrédients végétaux, auxquels on peut ajouter une proportion d'huiles ou de beurres végétaux hydratants à la fin du processus de fabrication. Le savon est alors bien souvent qualifié de « surgras », ce qui veut dire qu'il contient un supplément de lipides qui viennent adoucir son action détergente sur la peau. Le mot « surgras » sur l'étiquette est une première indication.

Les savons surgras saponifiés à froid ne doivent idéalement pas contenir de parfums de synthèse pour être réellement respectueux de la peau. Ils peuvent cependant être parfumés avec des huiles essentielles (géranium, lavande, rose…) ou des extraits végétaux parfumés (fruits rouges, agrumes…). Lisez bien les étiquettes et faites la chasse au mot « parfum » ou « fragrance » dans la liste des ingrédients.

Contrairement aux autres produits cosmétiques, les savons ne présentent pas toujours de liste d'ingrédients complète sur leur emballage. Ils ne nous renseignent pas non plus sur leur méthode de production. Dès lors, il faut faire confiance aux petits producteurs qui peuvent vous démontrer que leur procédé de fabrication est bien pensé et que le savon est enrichi en ingrédients nobles qui le surgraissent. On trouve des savons en direct du producteur sur www.slow-cosmetique.com. Sinon, rendez-vous dans un magasin biologique et faites votre choix parmi ce qu'il y a de moins agressif pour la peau et de moins parfumé. Exigez un savon surgras saponifié à froid (voir liste d'adresses, p. 229).

Chapitre 4 • La base : nettoyer la peau (et les cheveux)

Découvrez comment sélectionner un savon à froid qui VOUS convient, en vidéo avec Julien

Rendez-vous sur :

http://tinyurl.com/slow-cosmetique-videos

Abonnez-vous à la chaîne YouTube « Julien Kaibeck ».

Et le savon d'Alep ?

Le véritable savon d'Alep est un savon fabriqué à base d'huile d'olive et d'huile de baie de laurier. Malgré une méthode de fabrication très respectueuse de l'environnement et des ingrédients très naturels, il a perdu une part de sa glycérine naturelle et son pH est très alcalin. Il peut être utilisé sur le corps si on aime cela.

Se fabriquer un savon slow ?

La fabrication de savons maison est une opération très délicate qui peut se révéler dangereuse car elle implique l'utilisation de soude corrosive pour la peau. **Il est réellement déconseillé de fabriquer un savon maison sans assistance. Nous ne donnons donc volontairement pas de recette détaillée ici.** Si l'expérience vous tente, renseignez-vous sur Internet auprès de nombreux blogs spécialisés (voir liste d'adresses, p. 229). Ils vous renseigneront sur le matériel à utiliser et sur les précautions d'emploi.

Quelques ingrédients à privilégier pour la phase grasse : beurre de cacao bio, beurre de karité bio, huile de coco bio, cire d'abeille blanche.

Soude : le plus recommandé est de mélanger 1 part de soude pure en perles (hydroxyde de sodium) à un peu moins de 2 parts d'eau déminéralisée, en suivant scrupuleusement les recommandations de votre droguiste.

Sinon, pour éviter de devoir mélanger la soude à l'eau, on peut utiliser de la soude en solution commerciale (hydroxyde de sodium déjà dilué à 30 % dans l'eau). Attention, la quantité de soude est très précise, de même que sa concentration massique (demandez conseil à votre droguiste ou sur Internet).

Les bons gestes slow

- N'utilisez pas de savon, même naturel, pour la toilette du visage si vous avez de l'acné enflammée. Préférez-lui des gels moussants sans savon et les techniques de nettoyage plus douces décrites plus loin dans ce chapitre.
- Pour le corps, utilisez de préférence les savons fabriqués selon les principes de la saponification à froid, surgras si possible.
- Fabriquer un savon maison est possible mais demande une certaine dextérité et des précautions importantes. Faites-vous assister en suivant des recettes précises disponibles sur Internet ou chez le droguiste. Ou inscrivez-vous à un atelier organisé près de chez vous (tapez « atelier fabrication savon » sur Internet ou consultez la liste d'adresses, p. 229).

Avec un gant de toilette ou de crin

Nettoyer la peau du corps, c'est la débarrasser des peaux mortes et des impuretés en surface. En frottant énergiquement la peau nue avec un gant de toilette humide, on est capable de provoquer cette desquamation souhaitée sans faire appel à un produit détergent. Il en va de même lorsqu'on se brosse le corps avec une brosse douce. C'est bien moins agréable qu'un gel douche et plus brutal pour la peau, mais c'est très salutaire pour une peau toute lisse. Il est ainsi recommandé de « gommer » la peau (c'est bien de cela qu'il s'agit) avec un gant de toilette ou de crin une fois par semaine environ en insistant sur les zones les plus rugueuses des coudes, des talons et des genoux. Attention, les fameux gants de « kessa » vendus dans les boutiques orientales ou les hammams sont très pratiques mais ils sont aujourd'hui fabriqués avec des matières acryliques et ne sont donc pas très écologiques.

Chapitre 4 • La base : nettoyer la peau (et les cheveux)

Les bons gestes slow

- De temps à autre, tentez de vous « laver » sans aucun produit. On pratique pour cela une exfoliation (ou gommage) du corps avec un gant de crin ou de toilette adapté et on rince à l'eau.
- Vous pouvez aussi brosser votre corps à sec plusieurs fois par semaine. C'est bénéfique pour la peau et la silhouette car ça stimule la circulation.

Comment se laver au gant sans produit ?

Humidifiez la peau à l'eau chaude sous la douche. Avec un gant de toilette sec, frottez vigoureusement les zones les plus rugueuses en petits mouvements circulaires puis enchaînez avec des mouvements amples sur tout le corps. Rincez abondamment à l'eau claire.

Petite astuce très slow pour les peaux sensibles, vous pouvez verser sur le gant sec quelques gouttes d'huile végétale et 4 gouttes d'huile essentielle de lavande pour rendre la séance de nettoyage à sec plus plaisante et plus douce.

Comment réaliser un brossage du corps ?

Optez pour une brosse naturelle à manche long qui ne soit pas trop dure. Le brossage à sec active la circulation et illumine le teint. On le pratique sur la peau sèche, en exécutant des mouvements circulaires des pieds jusqu'aux épaules en passant par les fessiers et le ventre pour tonifier la silhouette. On se rince ensuite à l'eau claire.

Vous n'aimez pas la brosse ? Optez alors pour les vrais gants de crin, de poils de chèvre ou de coton. Découvrez aussi la douceur d'une éponge Konjac corps, c'est une éponge végétale qui exfolie sans griffer.

AVEC DE L'ARGILE

Les argiles, car il en existe plusieurs, sont d'excellents agents nettoyants. Séchée, l'argile donne une poudre minérale qui a la faculté d'absorber les impuretés et l'excès de sébum tout en apportant des minéraux précieux pour la peau. On appelle cela sa faculté d'adsorption. L'argile verte est la plus détergente, l'argile blanche est neutre, la rose et la jaune sont les plus douces. Notons également en passant que l'argile jaune convient parfaitement aux peaux mixtes et que l'argile rouge ou rose est idéale pour les peaux sensibles mais qu'elle peut tacher le linge, attention.

Pour le nettoyage du corps, du visage et des cheveux, l'argile est un ingrédient très slow que l'on peut utiliser de différentes façons.

Pour le visage, il s'agit d'ajouter à une petite quantité d'argile une pointe d'huile végétale et de l'émulsionner avec de l'eau. On obtient alors un masque très souple qui peut être posé sur la figure quelques minutes avant d'être rincé. On peut émulsionner ce masque du bout des doigts sur le visage pour nettoyer réellement la peau. Il n'est cependant pas possible de se démaquiller avec de l'argile. Voyez les recettes ci-après.

Pour le visage ET le corps, il suffit de frictionner la peau humide avec de l'argile pure et d'ajouter un peu d'eau avec les mains si besoin. La fine poudre d'argile se transforme en lait nettoyant et exfolie très doucement le corps et sa texture débarrasse la peau de toutes les impuretés.

Pour les cheveux, on applique sur la chevelure humide une petite quantité d'argile ou de rhassoul (une argile marocaine que l'on trouve en magasins bio ou dans les hammams) préalablement mélangée à un peu d'eau dans un récipient. On pose en masque quelques courts instants avant de masser la chevelure et de rincer soigneusement. Pour adoucir ce shampooing, on peut ajouter à la préparation 5 à 10 gouttes d'huile végétale d'argan ou de jojoba. Consultez aussi les recettes de shampooing à l'argile qui suivent.

Masque nettoyant à l'argile pour le visage
Tous types de peau

Pour un seul masque

Dans un bol en céramique, en verre ou en plastique, mélangez avec une spatule ou une fourchette en plastique ou en bois :
- 1 cuillère à soupe d'argile verte, blanche ou jaune (préférez la blanche si vous avez de l'acné ou la peau très grasse ou très sensible)
- 1 cuillère à café d'huile végétale au choix
- 2 ou 3 cuillères à café d'eau tiède ou d'hydrolat de lavande

Vous devez obtenir une pâte onctueuse. Si la pâte n'est pas assez souple, ajoutez quelques gouttes d'eau et mélangez. Appliquez sur le visage et le cou en couche épaisse et massez. Laissez poser quelques minutes si vous en avez le temps. Rincez abondamment et séchez en tamponnant avec une serviette. On peut aussi réaliser ce masque sans huile végétale pour un nettoyage plus intense.

Masque nettoyant à l'argile pour le corps
Tous types de peau

Pour un seul masque

Dans un grand bol en céramique, en verre ou en plastique, mélangez avec une spatule ou une fourchette en plastique ou en bois :
- 4 cuillères à soupe d'argile verte ou blanche ou jaune
- 5 gouttes d'huile essentielle de lavande ou de tea-tree, de géranium ou d'agrumes
- un petit filet d'eau pour obtenir une pâte que l'on peut malaxer avec les mains

Frictionnez longuement le corps humidifié à l'eau chaude avec la pâte obtenue. Rincez soigneusement à l'eau chaude puis séchez comme d'habitude. Si vous trouvez ce mélange trop rugueux, ajoutez 1 cuillère à café d'huile d'olive, d'amande douce ou d'argan à la préparation avant la friction.

Shampooing nettoyant à l'argile
Tous types de cheveux

Pour un seul shampoing

Délayez progressivement dans un gobelet (25 cl) rempli d'eau chaude :
- 2 grosses cuillères à soupe d'argile verte ou blanche (si vos cheveux sont gras, optez pour l'argile verte)
- 5 gouttes d'huile essentielle de lavande vraie, d'ylang-ylang ou de bois de rose

Touillez lentement pour obtenir une eau opaque. Dans la douche ou par-dessus la baignoire, appliquez progressivement sur les cheveux humides et massez-les longuement. Laissez agir 2 minutes, puis rincez abondamment.

Ce « shampooing » nettoie à merveille mais ne laisse pas les cheveux souples comme les shampooings habituels qui contiennent des silicones ou des agents antistatiques (mais la planète vous dit merci !). L'eau d'argile ainsi utilisée est à conseiller en alternance avec des méthodes plus classiques (utilisation de shampooings certifiés bio).

Astuce douceur : Pour des cheveux doux et faciles à démêler après un shampoing à l'argile ou naturel, pensez à frictionner dans vos mains une noisette de gel d'aloe vera de bonne qualité (Bioflore, etc). « Griffez » alors vos cheveux mouillés avec les doigts mouillés de gel. Effet démêlant et hydratant immédiat. Laissez sécher ensuite avant de coiffer.

Bain nettoyant à l'argile
Tous types de peau

Pour un seul bain

De temps en temps, prendre un bain à l'argile détoxifie la peau et la nettoie en douceur. Il suffit de verser dans l'eau chaude du bain un bol rempli d'argile verte avec 2 petites poignées de sel de cuisine. Pour parfumer le bain, on peut au préalable mêler à l'argile 15 gouttes d'huile essentielle de lavande vraie, de citron, de myrte, de géranium ou de bois de rose.

Attention, ne pas ajouter les huiles essentielles dans l'eau argileuse, mais mêler les huiles essentielles à la poudre d'argile dans le bol avant de disperser le tout dans l'eau.

Pour les adeptes de la Slow Cosmétique© les plus puristes, il est possible de se nettoyer les dents avec de l'argile blanche afin de se passer de dentifrice. En effet, seuls quelques dentifrices bio ou slow ne contiennent pas d'agents chimiques polémiques pour la santé. Si vous n'en trouvez pas dans le commerce, vous pouvez vous brosser les dents avec un peu d'argile blanche en suivant la recette ci-dessous, mais il est déconseillé de le faire tout le temps car c'est un peu agressif à long terme.

Dentifrice maison à l'argile blanche

Pour 1 ou 2 brossages sur une seule journée

Dans un petit gobelet en plastique, mélangez avec une petite spatule :
- 1 cuillère à café rase de carbonate de calcium (en pharmacie)
- 1 cuillère à café d'argile blanche
- 1 pincée de sel et 1 grosse pincée de bicarbonate de soude
- 2 gouttes d'huile essentielle de menthe poivrée, de menthe verte ou de citron au choix

Trempez la brosse humide dans la poudre obtenue et brossez-vous les dents comme d'habitude. Pour ajouter de la poudre au besoin, prélevez-en une pincée dans le gobelet et répartissez sur la brosse en cours de brossage.

> **Les bons gestes slow**
>
> - Lavez-vous aussi souvent que possible le visage, le corps ou les cheveux avec de l'argile et de l'eau.
> - Fabriquez-vous des masques purifiants à base d'argiles verte, blanche, jaune, rouge et rose pour varier les plaisirs.
> - Testez l'argile dans plusieurs situations pour trouver celle qui vous convient le mieux : dans le bain, sous la douche ou sur les cheveux.

Avec du sucre ou du sel

Le sucre en poudre de votre cuisine, qu'il soit roux ou blanc, est un bon exfoliant à double titre. D'une part, ses petits grains conviennent parfaitement pour éliminer les peaux mortes et lisser la surface de la peau en douceur. D'autre part, le sucre contient une part d'acide glycolique qui exfolie chimiquement la peau lorsqu'il fond sur l'épiderme. Les gommages pour le visage ou le corps réalisés à base de sucre sont à appliquer deux fois par semaine au maximum.

De même, le sel est un exfoliant naturel très adapté pour le nettoyage du corps. On préfère le sel de Guérande au sel de mer industriel mais tout est permis. Il suffit de toujours choisir un sel dont les grains sont bien ronds et plutôt fins. Évitez le gros sel de mer en cristaux, trop corrosifs pour la peau. Le principe est simple : les grains fins exfolient intensément et de façon uniforme les peaux mortes, alors que les gros grains sont mieux adaptés aux gommages plus superficiels de grandes zones du corps (jambes, cuisses, dos). Les avantages du sel sont nombreux : il fond sur la peau au contact de l'eau, il reminéralise, il se conserve très bien et son prix est très modique.

Gommage visage très doux au sucre
Tous types de peau

Pour un seul gommage

Dans un bol, mélangez à l'aide d'une fourchette, d'une cuillère ou d'une spatule :
- 1 bonne cuillère à soupe de sucre en poudre très fin (vergeoise, sucre blanc ou roux ultrafin)
- 1 cuillère à soupe d'huile végétale au choix : olive, noisette, macadamia ou argan
- *Facultatif* : 2 gouttes d'huile essentielle de citron ou de pamplemousse pour parfumer et augmenter le pouvoir nettoyant

Massez délicatement le mélange obtenu sur le visage humide en mouvements circulaires, du milieu du visage vers l'extérieur. Si le mélange vous semble trop abrasif, ajoutez un peu d'huile végétale ou un peu d'eau chaude avec le bout des doigts. Rincez abondamment à l'eau tiède avant de sécher à la serviette.

Gommage corps sucré-salé
Tous types de peau

Pour un seul gommage

Dans un grand bol, mélangez à l'aide d'une fourchette, d'une cuillère ou d'une spatule :
- 4 cuillères à soupe de sucre en poudre (blanc ou roux)
- 1 cuillère à soupe de sel de Guérande (en grains les plus fins possibles)
- 2 cuillères à soupe d'huile végétale au choix : olive, noisette, amande douce, macadamia ou argan
- *Facultatif* : 3 gouttes d'huile essentielle de lavande ou de citron, d'orange douce ou de menthe poivrée si vous souhaitez une sensation de fraîcheur à l'application

Dans la douche, humidifiez le corps à l'eau chaude puis massez longuement la préparation sur les coudes, les genoux, les pieds, les épaules puis sur tout le corps. Pas assez onctueux ? Vous pouvez ajouter un peu d'huile végétale avec les mains si nécessaire. Rincez abondamment à l'eau tiède avant de sécher à la serviette.

L'astuce bon marché pour les gommages

On peut fabriquer des gommages pour le visage et pour le corps avec presque toutes les poudres végétales. Pensez par exemple à la poudre d'amande, à la poudre de coco, à la farine d'avoine ou au son de blé. Pour le corps, le marc de café est également très recommandé ! Pour le visage, mélangez toujours 1 cuillère à soupe de poudre avec 1 cuillère à soupe d'huile pour un résultat optimal.

Gommage sel-citron pour les pieds et les mains

Tous types de peau

Pour un seul gommage

Dans un bol, mélangez :
- 2 cuillères à soupe de sel fin de cuisine
- 1 bonne cuillère à soupe d'huile végétale au choix : olive, noisette ou amande douce
- le jus de ½ citron
- *Facultatif* : 3 gouttes d'huile essentielle de menthe poivrée ou de menthe verte pour donner un effet glaçon à la préparation. Pour un effet relaxant, optez pour 3 gouttes de lavande vraie.

Assis sur une chaise face à une bassine ou tout simplement dans la baignoire ou dans la douche, massez vos pieds, vos talons et vos chevilles dans tous les sens avec la préparation. Utilisez la paume ainsi que le dessus de vos mains pour vous masser. Vous gommerez ainsi efficacement les pieds et les mains en un seul geste.

Attention, si vous avez utilisé de l'huile essentielle de menthe, évitez soigneusement le contact avec le visage. Rincez abondamment à l'eau froide pour un effet jambes légères très rafraîchissant.

Les bons gestes slow

- Exfoliez régulièrement votre peau avec du sucre fin mélangé à un excipient comme l'huile ou des produits laitiers pour un gommage vraiment naturel.
- Pour le gommage des zones rugueuses du corps, vous pouvez prendre du sel de mer, mais sélectionnez-le soigneusement pour éviter les gros grains irréguliers.

Avec des hydrolats

Les hydrolats sont des eaux très légèrement chargées en huile essentielle. On les appelle aussi « eaux florales ». Elles résultent de la distillation à la vapeur d'eau de plantes aromatiques. En fin de processus de fabrication, l'huile essentielle flotte à la surface de l'eau et est récoltée dans un flacon. L'eau qui reste est quant à elle utilisée pour ses vertus cosmétiques très douces. L'hydrolat ne contient en effet qu'une très faible concentration d'essences aromatiques.

Il y a autant d'hydrolats qu'il y a d'huiles essentielles. Les hydrolats ont toujours la même fonction que l'huile essentielle de la plante dont ils sont issus, mais dans une proportion moindre. Ainsi, par exemple, l'hydrolat de camomille est apaisant comme l'est l'huile essentielle, mais son effet est beaucoup moins puissant.

On peut utiliser les hydrolats pour se nettoyer superficiellement la peau, comme on utilise les lotions toniques vendues dans le commerce. Délicatement parfumés, les hydrolats conviennent bien à la toilette du visage car ils respectent le pH de la peau. On choisira pour la toilette les hydrolats qui ont des propriétés assainissantes (voir ci-dessous).

Remarquez qu'on ne peut pas ôter efficacement le maquillage avec de l'hydrolat seul. Pour un démaquillage complet, on utilisera d'abord de l'huile végétale ou du lait cosmétique pour ôter le maquillage, puis on passera l'hydrolat sur le visage comme une lotion tonique. Pour plus de détails, voyez le passage dédié au nettoyage du visage à l'huile, p. 112.

Les hydrolats assainissants pour le visage

Pour les peaux sèches ou fragiles : camomille allemande ou matricaire, lavande vraie, rose de Damas, fleur d'oranger ou néroli, santal, lemongrass, immortelle (hélichryse)...

Pour les peaux mixtes ou grasses : lavandin, lavande aspic, camomille noble, géranium, myrte, romarin à verbénone, sauge officinale ou sclarée, palmarosa, petit grain bigarade, niaouli...

Note : l'eau de bleuet et l'eau d'hamamélis ne sont pas des hydrolats à proprement parler mais elles conviennent bien à la toilette du visage de toutes les peaux.

Les bons gestes slow

- Remplacez dès à présent votre lotion tonique cosmétique par un hydrolat qui vous convient et dont vous aimez le parfum. Attention à la qualité. Choisissez un véritable hydrolat, si possible lauréat de la Mention Slow Cosmétique©.
- Quand vous n'êtes pas maquillée, nettoyez votre visage à l'hydrolat. Il suffit d'imbiber un coton ou une lingette lavable avec l'hydrolat choisi et de le passer plusieurs fois sur le visage comme on se passe une lotion. À faire matin et/ou soir sur une peau non maquillée et avec des cotons bio ou des lingettes réutilisables.
- Si vous êtes maquillée, démaquillez-vous avant d'utiliser l'hydrolat comme une lotion tonique.
- Utilisez aussi les hydrolats comme ingrédient dans des préparations pour le visage ou le corps, par exemple à la place de l'eau à mélanger à l'argile dans les masques décrits précédemment.

Avec des produits laitiers

L'acide lactique contenu dans les produits laitiers (issus de la vache, la chèvre, la brebis ou l'ânesse) convient parfaitement pour une exfoliation douce de la peau. Les formules cosmétiques utilisent d'ailleurs bien souvent des acides comparables appelés les AHA ou alpha-hydroxy-acides, pour éclaircir le teint ou exfolier. L'acide lactique utilisé en cosmétique est cependant plus souvent issu de sucres de fruits ou de betterave.

Les bains de lait d'ânesse sont entrés dans la légende grâce à Cléopâtre et sa beauté éternelle, mais on peut très bien utiliser le lait d'aujourd'hui pour se chouchouter au naturel avec beaucoup de simplicité. On utilisera les produits laitiers pour le bain, pour des masques qui éclaircissent le teint, mais aussi pour des gommages nettoyants.

Masque nettoyant éclaircissant à la crème
Tous types de peau

Pour un seul masque

Dans un bol, mélangez à l'aide d'une fourchette :
- 1 cuillère à soupe de crème fraîche bien épaisse (ou, à défaut, de fromage blanc)
- 1 cuillère à café de miel liquide
- 5 gouttes d'huile essentielle de carotte (*Daucus carota*)

Appliquez comme un masque sur le visage et le cou et laissez poser 15 minutes environ. Rincez à l'eau et terminez éventuellement à l'aide d'une serviette humide. L'éclat naturel de la peau est ravivé et le teint unifié.

Ce masque convient surtout aux peaux dont la pigmentation est inégale, mais il ravive l'éclat de toutes les peaux. On peut aussi le faire sans huile essentielle mais l'effet est alors simplement hydratant, ce qui est déjà pas mal !

Gommage visage au yaourt
Tous types de peau

Pour un seul gommage

Dans un bol, mélangez à l'aide d'une fourchette :
- ½ yaourt nature à base de lait de vache, de chèvre ou de brebis (soit environ 50 g)
- 2 grosses cuillères à soupe de sucre en poudre très fin, ou à défaut de farine de riz
- 1 cuillère à café de miel liquide

Appliquez ce mélange en massage circulaire sur le visage et le cou, en insistant sur la zone T (menton, nez, front). Les peaux plus grasses apprécient d'y ajouter un filet de jus de citron pour désincruster les points noirs. Il faut masser longuement le visage, sans appuyer et jusqu'à ce que le sucre fonde, pour un résultat optimal. On rince ensuite à l'eau tiède.

Gommage corps au fromage blanc
Tous types de peau

Pour un seul gommage

Dans un récipient adapté, mélangez :
- 5 cuillères à soupe de fromage blanc (si possible entier et bio)
- 1 cuillère à soupe de miel liquide
- 3 cuillères à soupe de sucre en poudre brun ou roux
- *Facultatif* : 5 gouttes d'huile essentielle de lavande vraie, de lavandin, de géranium ou de citron au choix pour parfumer tout en augmentant le pouvoir nettoyant de la préparation.

Dans la douche ou la baignoire, appliquez ce mélange sur la peau sèche en massages circulaires. Insistez sur les coudes, les genoux, les talons et les épaules. Rincez abondamment à l'eau claire et séchez.

Lait démaquillant « très frais »
Peaux mixtes ou grasses

Pour un flacon de 200 ml environ

Dans une casserole, faites frémir pendant 5 minutes :
- 1 petit verre de lait entier
- ⅓ de concombre épluché et râpé
- 1 cuillère à café de miel liquide

Laissez refroidir puis filtrez pour récupérer le lait dans un récipient avec bec verseur. À l'aide d'un entonnoir, versez le lait dans un flacon en verre ou en plastique (genre bouteille d'huile ou de sirop). Une petite bouteille d'eau minérale vide peut convenir aussi. Désinfectez toujours la bouteille avec un peu d'alcool ou de vodka avant pour cette recette.

Pour vous démaquiller, imbibez un coton avec le lait au concombre et passez-le plusieurs fois sur le visage. Le lait convient aussi pour les yeux mais ne démaquille pas le mascara *waterproof*. Attention, ce lait se conserve ensuite au réfrigérateur pendant 10 jours grand maximum.

Lait démaquillant « très doux »
Tous types de peau

Pour 250 ml environ

Dans une petite bouteille d'eau minérale bien propre et vide de 33 cl, versez successivement :
- 12 cuillères à soupe de gel d'aloe vera lauréat de la Mention Slow Cosmétique.
- 10 cuillères à soupe de lait entier ou de lait d'amande si vous êtes vegan.
- 3 gouttes d'huile essentielle de lavande, de lavandin ou de niaouli

Refermez la bouteille et agitez vigoureusement pour obtenir un lait très crémeux.

Utilisez ce lait démaquillant comme un lait habituel, au coton. À chaque démaquillage, vous pouvez agiter le flacon avant d'imbiber votre coton. Le lait convient aussi pour les yeux mais ne démaquille pas le mascara *waterproof*. Ce mélange se conserve 3 semaines environ au réfrigérateur.

Un démaquillage parfait ?

Ces laits améliorés ôtent superficiellement le maquillage. Il convient donc de terminer avec un coton imbibé d'eau florale pour parfaire le nettoyage. Si vous êtes fortement maquillée, optez pour un démaquillage à l'huile, plus efficace (voir p. 112).

Lait pour le bain aux huiles essentielles
Tous types de peau

Pour un seul bain

Dans un saladier, mélangez avec un fouet :
- ½ verre de lait entier, les laits d'amande ou de soja fonctionnent aussi mais un peu moins bien
- 1 berlingot de crème fraîche liquide ou épaisse (125 ml), la crème de soja fonctionne aussi
- 15 gouttes d'huile essentielle au choix parmi la lavande vraie, le lavandin, le géranium, le niaouli, le néroli, le petit grain bigarade, le lemongrass ou le citron. Vous pouvez les mélanger mais ne dépassez pas 15 gouttes.

Ajoutez la préparation à l'eau chaude de votre bain et agitez pour disperser. Vous pouvez comme Cléopâtre profiter de ce bain assainissant et relaxant pendant une vingtaine de minutes. Votre peau en ressortira douce et soyeuse.

Chapitre 4 • La base : nettoyer la peau (et les cheveux)

Le lait en poudre pour un bain aromatique ?

Le lait en poudre est un dispersant très pratique pour mélanger des huiles essentielles dans l'eau du bain. Celui-ci n'a pas vraiment de vertus nettoyantes mais il est très agréable de s'y relaxer un moment avant de se rincer à l'eau claire.

Poudre de bain au lait et aux huiles essentielles

Tous types de peau

Pour un seul bain

Pendant que l'eau du bain coule, mélangez dans un bol :
- 4 à 5 cuillères à soupe de lait en poudre
- 15 gouttes d'huile essentielle de lavande, de lavandin ou de petit grain bigarade
- 5 gouttes d'essence de mandarine

Les huiles auront un peu de mal à se répartir uniformément dans la poudre mais il faut bien touiller la préparation à sec avec une fourchette avant de verser le tout dans l'eau du bain. Agitez l'eau avec les mains avant de rentrer dans la baignoire.

Les bons gestes slow

- Adoptez le lait et la crème dans vos soins nettoyants. Vegan ? Alors optez pour les laits végétaux (un peu moins efficaces).
- Utilisez du lait en poudre pour prendre un bain aux huiles essentielles.
- Le yaourt ou le fromage blanc sont les bases idéales d'un gommage « minute » au sucre à utiliser immédiatement.

SE DÉMAQUILLER AVEC DE L'HUILE

Saviez-vous que les comédiens du XIXe siècle se démaquillaient au beurre ou au saindoux après les spectacles ? Les corps gras sont une pure merveille pour ôter les maquillages les plus tenaces, eux-mêmes étant également des corps lipidiques pour la plupart. Se démaquiller à l'huile est un geste oublié qui mérite d'être à nouveau adopté. Toutes les peaux apprécient le démaquillage à l'huile pour autant que l'on sache comment s'y prendre et avec quelle huile.

Le principe est simple : on humidifie une petite éponge à démaquiller ou une lingette avec de l'eau, on essore bien, puis on imbibe d'huile végétale. On passe alors soigneusement l'éponge ou la lingette gorgée d'huile sur le visage, les yeux et la bouche maquillés. Tout disparaît très facilement en quelques passages. Encore plus slow, on peut aussi émulsionner avec le bout des doigts humides de l'huile végétale sur le visage maquillé, avant d'ôter tous les résidus avec une lingette démaquillante réutilisable ou un gant de toilette en micro-fibres écologiques.

Une fois démaquillée, on veille à passer sur le visage un peu d'hydrolat (eau florale) pour parfaire le nettoyage et ôter toute trace d'huile qui peut laisser une sensation grasse sur la peau.

Avec cette méthode, le démaquillage devient soin car l'huile végétale utilisée est très douce et restaure le film hydrolipidique.

Découvrez comment vous démaquiller à l'huile et laver le visage en vidéo avec Julien

Rendez-vous sur :
http://tinyurl.com/slow-cosmetique-videos
Abonnez-vous à la chaîne YouTube « Slow Cosmétique ».

Chapitre 4 • La base : nettoyer la peau (et les cheveux)

Huiles végétales adaptées au démaquillage à l'huile

- **Les moins chères :** amande douce, noyau d'abricot, olive, macadamia, sésame et noisette.
- **Les plus luxueuses :** jojoba et argan.

Vous pouvez alterner les huiles végétales utilisées pour le démaquillage, voire même les mélanger entre elles. Elles conviennent toutes pour le démaquillage des yeux et du mascara *waterproof* également.

Attention, n'ajoutez jamais d'huile essentielle à une huile végétale destinée au démaquillage des yeux !

Pour choisir l'hydrolat ou l'eau florale qui vous convient après le démaquillage, lisez p. 105 le passage consacré aux hydrolats.

Un mot sur la technique du *layering* – démaquillage et soin à la japonaise
Au Japon, les femmes ont adopté depuis longtemps un protocole de soin du visage assez complet qui consiste à se démaquiller par étapes successives avant de soigner sa peau avec un sérum et une crème ou un lait hydratant.

La technique appelée *layering* (que certains traduisent par « technique du Millefeuille* » en France) se détaille en général comme suit.
- **Démaquillage à l'huile :** on applique l'huile partout à la main et on l'émulsionne du bout des doigts pour ôter tous les dépôts gras du maquillage. On rince ensuite à la serviette mouillée d'eau tiède ou au gant de toilette. (Le matin, passez directement à l'étape suivante, la phase démaquillage vaut pour un soin de fin de journée.)
- **Savon :** on savonne le visage avec de l'eau et du savon (solide ou liquide, on le préfère adapté au pH de la peau). On rince à l'eau claire.
- **Tonique ou lotion :** on applique une lotion tonique avec un coton ou à la main. On sèche au mouchoir en laissant la peau humide.
- **Hydratation :** on applique un lait ou un sérum hydratant qui rétablit la barrière cutanée. Ce sérum peut être actif si on souhaite atténuer les rides ou les taches.

- **Soin :** on applique ses soins pour les yeux et pour le visage. Reste alors à se maquiller si nécessaire (le matin ou avant une sortie).

Cette technique est bien évidemment très « slow » parce que « lente », mais que penser de cette succession de produits cosmétiques ? Le *layering* peut être slow et un bienfait extraordinaire pour la peau s'il est pratiqué avec des soins naturels. Quant à son impact sur l'environnement, on tentera d'utiliser le moins de produits possibles.

Il vous sera très facile d'adopter cette technique si vous avez compris l'intérêt des huiles végétales (voir chapitre 5) :
- **Démaquillage** à l'huile végétale (voir l'huile qui vous convient ci-dessus).
- **Savon** doux surgras émulsionné à froid ou gel sans savon certifié bio.
- **Hydrolat** adapté au type de peau (la camomille et la lavande conviennent à tous).
- **Application** d'une huile hydratante non grasse (jojoba, macadamia, noyau d'abricot, ou un mélange, voir chapitre 5).
- **Soin :** là, les adeptes appliquent une crème slow, sinon rien ! On évitera aussi de tomber dans le piège des soins multiples pour les yeux, les lèvres etc. qui font surtout le bonheur des caisses enregistreuses des parfumeries !

Les bons gestes slow

- Démaquillez-vous à l'huile ! Se démaquiller avec des corps gras permet un démaquillage très profond de tout type de maquillage et des impuretés sur le visage. Yeux et mascara *waterproof* compris !
- Vous pouvez appliquer l'huile démaquillante au coton ou à l'éponge humide, mais vous pouvez aussi émulsionner l'huile avec les doigts avant de rincer.
- Terminez toujours votre démaquillage à l'huile en appliquant une lotion ou un hydrolat pour parfaire la toilette du visage.

Et le gel douche dans tout ça ? Et le shampooing ?

Vous l'aurez compris, les gels douche et les shampooings ne sont pas vraiment des produits qui peuvent être qualifiés de « slow ». En effet, les formules cosmétiques des gels douche conventionnels sont probablement les pires qui soient. De l'eau, des silicones et des polymères pour épaissir, des tensioactifs chimiques pour rendre le produit détergent, du parfum et des conservateurs. Voilà la formule typique des gels douche et des shampooings du commerce. Et on rince tout cela chaque jour dans les égouts ! Pas très écolo !

Relisez la partie consacrée au savon en page 93. Se laver le corps et les cheveux au savon à froid et à l'argile, qui sont multi-usage, est ce qu'il y a de plus slow.

Néanmoins, il faut bien reconnaître qu'il est très agréable et bien utile d'avoir recours à un gel douche ou à un shampooing pour sa toilette. Dès lors, les fans de la Slow Cosmétique© veillent à choisir leur produit en connaissance de cause. Le plus facile est de faire confiance aux gels lavants et shampoings neutres portant la Mention Slow Cosmétique©. Ces gels moussant sont formulés à base de tensio-actifs plus doux dérivés du coco ou de la betterave, et ils sont en général sans savon.

Dans un esprit slow, adoptez de préférence un produit lavant adapté tant au corps qu'aux cheveux. Une base lavante neutre est formulée à base de tensioactifs doux et végétaux. On les trouve dans les magasins bio ou sur slow-cosmetique.com.

Avantage : ces bases lavantes neutres sont personnalisables à souhait. On peut en effet y ajouter une faible proportion d'huile végétale (pour les rendre plus hydratantes) ou d'huiles essentielles (pour les rendre plus actives).

Le même produit pour mon corps et mes cheveux ?

Peu de consommateurs le savent, mais la différence entre un shampooing et un gel douche se résume en fait à très peu de chose. Les gels douche tout comme les shampooings sont des détergents doux formulés à base d'eau ou d'épaississants et de tensioactifs. Pour donner plus de volume aux cheveux et lutter contre l'électricité statique, les shampooings contiennent en outre des silicones qui gainent le cheveu et d'autres agents antistatiques. La seule réelle différence est là, le reste étant une question de parfums, de textures et d'allégations marketing.

En tant que consommateur averti, on pourra donc très bien privilégier les bases lavantes neutres dans le plus grand respect de l'environnement, de la peau… et de notre portefeuille !

Gel nettoyant corps et cheveux
Tous types de peau, même sensibles

Pour 500 ml environ

Une base lavante neutre s'utilise seule, mais on peut la personnaliser pour le plaisir si on le veut. Voici comment. Dans un flacon de 500 ml de base lavante neutre lauréate de la Mention Slow Cosmétique© ajoutez :
- 1 cuillère à soupe d'huile végétale. Choisissez l'argan ou le germe de blé ou l'olive si vous avez la peau très sèche. Sinon, optez pour la noisette ou le noyau d'abricot.
- 60 gouttes d'huile essentielle au choix. La lavande vraie (Lavandula angustifolia) est idéale pour laver tous les types de peau et de cheveu. Le petitgrain bigarade (Citrus aurantium) plaît aussi unanimement. Si vous avez la peau ultra-réactive, tentez la matricaire (Matricaria recutita).

Agitez et laissez reposer 1 journée avant utilisation sur le corps ou les cheveux. Notez que le gel devient vert émeraude si vous avez utilisé la matricaire. C'est normal, car les huiles essentielles de tanaisie et de matricaire sont riches en chamazulène, une molécule apaisante qui les rend toutes bleues.

Vous pouvez procéder de la même façon avec toutes les huiles végétales et toutes les huiles essentielles non agressives pour la peau. Par sécurité, ne dépassez jamais 60 gouttes d'huiles essentielles au total pour 500 ml de produit.

Pour les peaux et cheveux gras, optez par exemple pour le romarin à verbénone, le niaouli ou le lavandin. *Pour les peaux et cheveux secs ou normaux,* découvrez les bienfaits de l'ylang-ylang, du petit grain bigarade ou de l'orange douce.

Les **après-shampooings** ne valent hélas guère mieux que les gels douche et les shampooings. Ils contiennent bien souvent encore plus de silicones pour gainer ou lisser les cheveux, et bon nombre d'agents synthétiques en tout genre. Un geste très slow consiste à se rincer les cheveux avec une eau de rinçage au vinaigre pour leur donner brillance et souplesse. Pas de panique, le vinaigre bien utilisé et bien choisi ne donne pas d'odeur aux cheveux et ne les rend pas poisseux. Au contraire, il atténue l'effet de l'eau calcaire et redonne tonus et brillance à la chevelure.

Eau de rinçage au vinaigre « brillantissime »
Tous types de cheveux

Pour 1 litre environ, soit 2 à 3 rinçages

Le plus simple consiste à ajouter 3 cuillères à soupe de vinaigre de cidre bio dans une bouteille d'eau minérale, et d'utiliser telle quelle l'eau de rinçage obtenue. Pour une recette plus « effet brillance », suivez le guide… Dans une casserole, faites bouillir un peu moins de 1 litre d'eau minérale puis retirez du feu et ajoutez immédiatement dans l'eau frémissante :
- 1 grosse poignée de fleurs de camomille séchées (cheveux blonds ou châtains) ou de romarin séché (tous cheveux)
- 3 cuillères à soupe de vinaigre bio (de cidre, de pomme, de miel…)

- *Facultatif* : 2 tranches de citron si vous avez les cheveux plutôt gras (cela rendra l'eau plus assainissante)

Couvrez et laissez macérer 4 heures. Filtrez ensuite la préparation et transvasez-la dans une bouteille (type bouteille d'eau minérale en plastique ou en verre). Le mélange se conserve au réfrigérateur pendant 2 semaines environ.

Toute eau vinaigrée s'utilise en dernier rinçage sur cheveux déjà rincés à l'eau claire. On l'applique généreusement puis on essore les cheveux avant de laisser sécher et de coiffer.

Soin après-shampoing fortifiant et démêlant
Tous types de cheveux, surtout cassants ou difficiles à démêler

Pour 100ml

Dans un flacon souple ou à pompe bien propre, versez :
- 9 cuillères à soupe rases de gel d'aloe vera pur de bonne qualité (du type de celui de la marque Bioflore)
- 1 cuillère à soupe d'huile végétale d'avocat
- Facultatif : 5 gouttes d'huile essentielle d'ylang-ylang ou de romarin officinal au choix

Refermez et agitez bien le flacon pour obtenir un gel crémeux.

Appliquez une noix dans les mains pour les enduire, puis « griffez » vos cheveux mouillés de haut en bas comme si vous peigniez la chevelure avec les doigts couverts de produit. Démêlez ensuite facilement, puis séchez avant de coiffer. Le rinçage est facultatif car le soin gaine le cheveu sans l'étouffer. Le mélange se conserve aussi longtemps que la durée de vie du gel d'aloe vera utilisé (référez vous à l'emballage de celui-ci).

> ### *Les bons gestes slow*
>
> - Achetez exclusivement des gels douche et des shampooings lauréats de la Mention Slow Cosmétique© ou vraiment neutres et bio, car ils sont les seuls qui garantissent l'absence d'ingrédients potentiellement nocifs pour la peau et surtout pour la planète.
> - Sachez que vous pouvez sans risque utiliser un shampooing à la place du gel douche, et vice-versa. Il n'y a en effet pas beaucoup de différences entre la formule d'un gel douche et celle d'un shampooing.
> - Alternez les plaisirs : la toilette au savon à froid, ou la toilette avec une base lavante neutre personnalisée.

Pour d'autres recettes concernant les cheveux, consultez aussi les pages 173 à 179 au chapitre 6.

UN LAVAGE ENCORE PLUS SLOW : LA SAPONAIRE ET LE BOIS DE PANAMA

Si vous êtes vraiment adepte d'un retour à la naturalité pure et dure pour vos soins cosmétiques, vous apprécierez l'utilisation de détergents 100 % naturels tant pour la toilette de la peau que des cheveux. La saponaire et le bois de Panama sont des végétaux qui contiennent des agents moussants et détergents, raison pour laquelle ils ont été utilisés de longue date par les civilisations anciennes pour se laver.

Le bois de Panama (*Quillaja saponaria*) pousse en Amérique du Sud et contient des saponines qui en font un savon naturel. On utilise l'écorce ou les copeaux du bois en infusion pour obtenir un détergent adapté au lavage des cheveux de tous types.

L'herbe à savon ou saponaire (*Saponaria officinalis*) est une plante européenne dont la racine peut être utilisée fraîche ou séchée pour faire une décoction. Après 10 minutes au bouillon, l'eau de saponaire peut être refroidie et filtrée pour obtenir un liquide très légèrement moussant adapté à la toilette du corps ou des cheveux.

Eau de lavage au bois de Panama
Cheveux normaux, gras ou épais

Pour 250 ml environ

Dans une petite bouteille d'eau minérale vide et bien propre (33 cl), ou dans une bouteille en plastique ambré (type flacon de sirop), versez successivement :
- 35 g d'écorce de bois de Panama (en herboristerie ou sur Internet)
- 12 cuillères à soupe d'hydrolat de romarin ou de sauge
- 12 cuillères à soupe d'eau minérale
- 1 cuillère à soupe d'argile verte ou de rhassoul (argile marocaine disponible en magasins bio)
- 10 gouttes d'huile essentielle de citron, citron vert ou de lavande vraie au choix

Mélangez bien en agitant la bouteille fermée et laissez macérer au réfrigérateur pendant environ 24 heures. Agitez régulièrement la préparation pendant la journée.

Le lendemain, filtrez avec un filtre à café ou un chinois très fin. Transvasez l'eau dans la bouteille adaptée.

L'eau obtenue lave et mousse légèrement lorsqu'elle est massée sur la peau ou les cheveux. Si vous la conservez au réfrigérateur, vous pouvez l'utiliser dans la semaine qui suit la préparation.

Pour d'autres recettes concernant les cheveux, consultez aussi le chapitre 6 aux pages 173 à 179.

Fiche slow n° 2

COMMENT NETTOYER MA PEAU, MES CHEVEUX ?

Faites le test ! Avez-vous adopté les gestes du nettoyage slow ?

La toilette du matin

Ça, c'est slow	Ça, ce n'est pas slow
Chaque matin, se passer un peu d'eau fraîche sur le visage pour réveiller les traits et raviver l'éclat du teint.	Au réveil, foncer sur la machine à café ou la cigarette.
Se laver le visage avec un peu d'argile et de l'eau, ou avec un gel moussant 100 % naturel.	Se laver le visage avec un savon du commerce.
Tonifier son visage avec un peu d'hydrolat de lavande, de rose, de camomille, ou celui dont on a envie ce jour-là.	Tonifier son visage avec une lotion alcoolisée ou passer l'étape de la lotion pour aller plus vite.
Prendre une douche et se frictionner avec un gant de toilette ou de crin, avec un peu d'argile, avec un bon savon à froid, un gommage fait maison ou avec un gel douche lauréat de la Mention Slow Cosmétique©.	Prendre une douche avec l'un des dix gels douche chimiques qu'on a achetés parce qu'ils sentent si bon !
Se rincer et terminer par un jet d'eau froide sur les jambes, de bas en haut, pour activer la circulation.	Se rincer en laissant couler l'eau très chaude aussi longtemps que le ballon d'eau chaude le permet.

→

Adoptez la Slow Cosmétique

Fiche slow n° 2

Le démaquillage du soir (ou du matin)

Ça, c'est slow	Ça, ce n'est pas slow
Émulsionner sur le visage une huile végétale très douce pour ôter le fond de teint, la poudre, le rouge à lèvres ou le mascara.	Utiliser une lotion à base de dérivés de pétrole pour les yeux et pour la bouche, puis une mousse ou un lait démaquillant bourré de conservateurs.
Ôter soigneusement le maquillage à l'aide de lingettes démaquillantes recyclables.	Ôter le maquillage avec des dizaines de cotons ou des lingettes démaquillantes que l'on jettera ensuite à la poubelle.
Parfaire le démaquillage avec de l'eau florale (hydrolat).	Suivre pas à pas le mode d'emploi des deux ou trois dernières lotions qu'on a achetées parce qu'une star a dit que c'était bien.

Le lavage des cheveux

Ça, c'est slow	Ça, ce n'est pas slow
Utiliser un shampooing ou une base lavante lauréats de la Mention Slow Cosmétique©, auxquels on a ajouté un peu d'huile végétale ou d'huile essentielle pour faire un shampooing traitant.	Utiliser le shampooing qui était en promo ou qu'on a vu dans la publicité à la télé sans lire la liste des ingrédients synthétiques sur son étiquette.
De temps en temps, appliquer sur la chevelure une huile végétale ou un baume naturel pour l'hydrater ou la réparer si nécessaire.	Multiplier les produits de soin pour les cheveux. Du masque plein de pétrole à la brume fixante à l'alcool en passant par le shampooing parfumé aux fraises Tagada.
Si on a le temps ou l'envie, se la jouer nature et se laver les cheveux avec de l'argile, de l'eau de saponaire ou de la poudre de bois de Panama.	Être sans cesse en quête du shampooing miracle, en changer tout le temps et payer le prix fort.

Chapitre 5
Le quotidien : hydrater et protéger la peau

Comment hydrater ma peau au quotidien ?

L'hydratation correspond à la teneur en eau des couches superficielles et profondes de la peau. Pour avoir une peau bien hydratée, le premier geste essentiel est de se nourrir correctement et de boire suffisamment d'eau. En effet, il est impossible de faire pénétrer de l'eau ou des éléments hydrophiles en appliquant un produit sur la peau. La peau est une barrière impénétrable et doit le rester.

Les cosmétiques dits « hydratants » sont en fait des cosmétiques qui sont surtout capables de limiter la perte naturelle en eau de la peau et, dans une moindre mesure, de capter un peu d'humidité en surface. Ils s'y prennent de différentes façons. Ils peuvent soit déposer un film sur la peau afin de limiter l'évaporation de l'eau qui se fait en surface, soit améliorer la qualité du ciment intercellulaire de l'épiderme en y apportant des lipides complexes. Si votre crème est hydratante, c'est donc à ses composés lipidiques qu'elle le doit surtout, et non à l'eau qu'elle contient.

Une fois cette vérité rétablie, on comprend aisément que **les huiles végétales sont de merveilleux agents hydratants**. Les huiles végétales ont une affinité très forte avec la peau qu'elles pénètrent bien. Les plus hydratantes sont celles qui sont riches en acides gras complexes, capables de se faufiler au travers de la couche cornée et d'améliorer la qualité du ciment intercellulaire. Une fois appliquées sur la peau, les huiles végétales la « nourrissent » littéralement en l'abreuvant d'acides gras essentiels (oméga 3, 6 et 9), d'antioxydants et de vitamines A, D, E et parfois K. Certaines huiles végétales sont par ailleurs capables de restaurer la qualité du film hydrolipidique et de réguler le flux de sébum, ce qui permet à la peau d'être parfaitement protégée.

Hydrater ma peau avec de l'huile végétale

Vous pensez que les huiles végétales sont trop grasses pour être appliquées pures sur votre peau ? Détrompez-vous ! Il suffit d'apprendre à appliquer les huiles correctement. Une huile végétale s'applique très facilement lorsqu'on en chauffe une petite quantité (3 larmes, pas plus) dans les paumes des mains avant de masser le visage ou le corps. En procédant de cette façon, on répartit la juste quantité d'huile sur la peau, qui sera satinée et lisse après 2 minutes environ. Il est même possible de se maquiller le visage après si on le souhaite. Sinon on applique sa crème par-dessus le matin, et rien le soir. Bien évidemment, certaines huiles végétales sont moins grasses que d'autres et conviennent mieux aux peaux mixtes ou sont de meilleures bases pour le fond de teint. Le tout est de savoir les choisir en fonction de nos besoins propres.

Quelle huile utiliser comme soin hydratant ?

Pas de panique, toutes les huiles végétales citées dans ce livre sont de bonnes hydratantes. Vous pouvez les acheter en qualité cosmétique ou alimentaire dans tous les magasins bio dignes de ce nom. Optez alors uniquement pour les huiles vierges ou bio de première pression à froid ! Cela doit être noté sur l'étiquette.

En cas de doute ou de type de peau très spécifique, optez pour l'huile de jojoba ou de noyaux d'abricot. Elle convient parfaitement aux peaux grasses car sa texture est sèche, mais elle hydrate et apaise également parfaitement les peaux les plus délicates. Utilisée pure, sans huile essentielle, elle constitue l'hydratant universel que chaque adepte de la Slow Cosmétique© devrait avoir chez soi.

Pour choisir l'huile qui convient à votre type de peau ou à votre objectif beauté, référez-vous aux recettes qui suivent ou consultez la liste complète des huiles végétales avec leurs indications à la fin du livre (voir p. 233).

Chapitre 5 • Le quotidien : hydrater et protéger la peau

Est-ce que l'huile provoque des boutons ?

Non ! On pense très souvent (à tort) que lorsqu'on applique une substance grasse sur la peau, elle risque de provoquer des boutons. Cela peut être vrai si cette substance bouche les pores et est comédogène. C'est le cas par exemple avec les huiles minérales qui ne pénètrent pas la peau.

Pour les huiles végétales, c'est absolument faux. Celles qui sont de bonne qualité pénètrent la peau en se faufilant à travers le ciment intercellulaire de l'épiderme, qui est lui-même de nature lipidique. Tout est en fait une question d'application et de choix de l'huile. Seules quelques rares huiles végétales sont susceptibles d'être comédogènes et ne conviennent donc pas aux peaux grasses. Il s'agit de l'amande douce, du germe de blé, du ricin, de l'arnica, du calendula, du coco et dans une moindre mesure du macadamia. Si vous avez la peau grasse, sachez que l'application de noyaux d'abricot, jojoba ou nigelle au long terme rendra votre peau moins grasse car votre production sébacée diminuera lorsque la peau sera abreuvée quotidiennement par ce fameux « sébum végétal ».

Vous avez malgré tout remarqué des boutons sur le visage ? Revoyez votre procédé de nettoyage et adaptez votre alimentation !

Sérum hydratant pour le visage
Peaux mixtes et grasses

Pour 30 ml de sérum environ

À utiliser sous la crème ou seul le matin, et toujours seul le soir. Dans un flacon en verre ambré de 30 ml (en pharmacies), versez successivement à l'aide d'un petit entonnoir :
- 2 cuillères à soupe d'huile de jojoba, de noisette ou de noyaux d'abricot au choix.
- 1 grosse cuillère à soupe d'huile de nigelle
- 5 gouttes d'huile essentielle au choix parmi la lavande vraie, le lavandin, la carotte, le romarin à verbénone, le niaouli ou le géranium (vous pouvez répartir les 5 gouttes entre plusieurs huiles essentielles de la liste)

Appliquez quelques gouttes de ce sérum séborégulateur matin et soir sur le visage nettoyé. Massez uniformément avec les mains sur l'ensemble du visage pendant 2 minutes avant de passer à la crème non grasse ou au maquillage éventuel.

Rappel : toutes mes recettes sont valables aussi bien pour les hommes que pour les femmes. Celle-ci convient parfaitement aux hommes qui cherchent un bon soin après-rasage !

Cette huile se conserve 6 mois environ à l'abri de la chaleur, de l'air et de la lumière.

Sérum hydratant apaisant pour le visage
Peaux très sèches ou atopiques

Pour 30 ml de sérum environ

Dans un flacon en verre ambré de 30 ml (en pharmacies), versez successivement à l'aide d'un petit entonnoir :
- 2 cuillères à soupe d'huile de bourrache
- 1 grosse cuillère à soupe d'huile de calendula
- 4 gouttes d'huile essentielle au choix parmi la camomille noble, la camomille allemande (matricaire), le petit grain bigarade ou l'ylang-ylang (vous pouvez répartir les 4 gouttes entre plusieurs huiles essentielles de la liste)

Matin et soir, massez uniformément avec les mains sur l'ensemble du visage pendant 2 minutes avant de passer à la crème ou au maquillage.

Cette huile se conserve 6 mois environ à l'abri de la chaleur, de l'air et de la lumière.

Sérum hydratant raffermissant pour le visage
Peaux matures

Pour 30 ml de sérum environ

Dans un flacon en verre ambré de 30 ml (en pharmacies), versez successivement à l'aide d'un petit entonnoir :
- 3 cuillères à soupe d'huile d'argan
- 1 grosse cuillère à soupe d'huile de rose musquée ou d'églantier.
- 5 gouttes d'huile essentielle au choix parmi le ciste ladanifère, le géranium rosat ou la rose de Damas (si votre portefeuille le permet). Vous pouvez répartir les 5 gouttes entre plusieurs huiles essentielles de la liste.

Matin et soir, massez uniformément avec les mains sur l'ensemble du visage. N'oubliez pas le décolleté si les signes de l'âge sont là ! Massez en caressant la peau pendant 2 minutes avant de passer à la crème et/ou au maquillage.

Cette huile se conserve 6 mois environ à l'abri de la chaleur, de l'air et de la lumière.

Comment appliquer une huile sur mon visage ?
La méthode vaut pour toutes les huiles ou mélanges d'huiles et vous garantit une bonne pénétration afin de ne pas avoir la sensation que votre peau est grasse.

Prélevez 3 à 4 gouttes d'huile (aromatisée ou non). Frottez vos paumes l'une contre l'autre pour chauffer l'huile. Appliquez les paumes sur le visage et massez de l'intérieur vers l'extérieur. N'oubliez pas le cou et la base du décolleté.

Sachez que le massage quotidien du visage avec une huile végétale légèrement aromatisée est un secret de jeunesse très slow. C'est aussi un réel plaisir !

En massant le visage avec les paumes des mains, on muscle sans s'en rendre compte les traits du visage et on stimule la microcirculation sanguine. Cela ravive l'éclat du teint et apporte un supplément d'oxygène et de nutriments à la peau.

Consacrez 2 minutes par application à vous masser le visage. Utilisez toujours le plat de la main plutôt que le bout des doigts. Imaginez une ligne médiane au milieu du visage et lissez les traits vers les côtés (illustration 1). Massez ensuite les joues et les bajoues en faisant glisser vos mains de la mâchoire jusqu'aux pommettes (illustration 2). Terminez toujours vos mouvements en ramenant les mains sur les côtés, devant les oreilles, et effectuez un lissage vers le bas en vous dirigeant vers la base de la nuque (illustration 3).

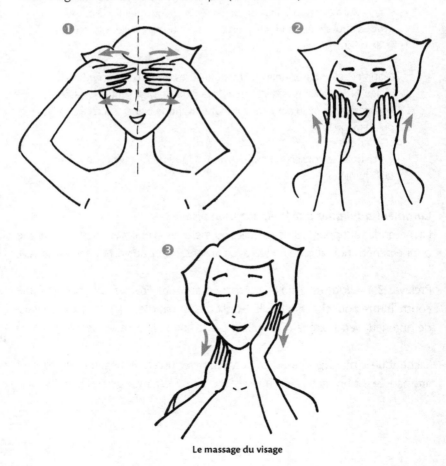

Le massage du visage

Soin hydratant 2 en 1
Tous types de peau

Pour 15 ml de soin

Vous l'aurez compris, en Slow Cosmétique© on hydrate souvent sa peau en deux temps : un peu d'huile à masser longuement, puis un peu de crème pour protéger – le matin seulement.

Si vous êtes de nature pressé(e) vous allez adorer la recette qui suit. Il s'agit d'un oléogel (huile + gel) sans aucun émulsifiant compliqué. La texture est fraîche mais confortable. On peut personnaliser ce soin de jour à volonté ! Dans un flacon pompe bien propre de 15 ml environ (à récupérer ou sur internet), versez successivement :

- 1 cuillère à soupe généreuse de gel d'aloe vera lauréat de la Mention Slow Cosmétique.
- 1 cuillère à café rase d'huile de nigelle si vous avez la peau grasse, d'huile de bourrache, argan ou olive si vous avez la peau sèche
- 3 gouttes d'huile essentielle au choix parmi le tea-tree ou le romarin verbénone si vous avez la peau grasse, petit grain bigarade ou ylang ylang si vous avez la peau sèche.

Refermez et agitez fortement le mélange comme un shaker. Il faut qu'il blanchisse ! Le matin, appliquez une petite quantité de ce mélange sur le visage et le cou, comme une crème.

Ce soin se conserve aussi longtemps que se conservait votre gel d'aloe vera utilisé. Fragile mais facile à faire, on le prépare en petite quantité pour une belle texture.

Huile hydratante satinée pour le corps
Tous types de peau

Pour 100 ml d'huile

Dans un flacon en verre ou en plastique ambré de 100 ml (type flacon de sirop, en pharmacies), versez successivement à l'aide d'un petit entonnoir :
- 5 cuillères à soupe d'huile de jojoba
- 5 cuillères à soupe d'huile de macadamia, de noisette ou de noyau d'abricot
- 20 gouttes d'huile essentielle au choix parmi la lavande vraie, le lavandin, le petit grain bigarade, le lemongrass, l'orange douce ou le pamplemousse (évitez cependant les essences d'agrumes en été car elles sont photosensibilisantes). Vous pouvez répartir les 20 gouttes entre plusieurs huiles essentielles de la liste.

Après la douche, massez avec vos paumes l'ensemble du corps avec quelques gouttes de cette huile très douce. Si vous massez bien, vous pouvez vous habiller immédiatement après avoir tamponné la peau à l'aide d'une serviette de bain.

Cette huile se conserve 6 mois environ à l'abri de la chaleur, de l'air et de la lumière.

Les bons gestes slow

- Adoptez les huiles pour vos soins hydratants. Toutes les huiles végétales hydratent donc l'huile massée sur le visage peut remplacer sans problème votre crème hydratante. On conseille cependant d'appliquer une crème après l'huile le matin seulement, en préparation d'une journée active, afin d'optimiser l'hydratation.
- Sachez que les hommes comme les femmes peuvent se masser le visage avec une huile hydratante adaptée à leur type de peau.

→

> - Mélangez les huiles végétales entre elles pour obtenir un soin du visage ou du corps personnalisé. Aromatisez au besoin avec une faible dose d'huiles essentielles pour parfumer ou orienter l'action de l'huile.
> - Massez-vous le plus souvent possible car c'est un bienfait pour la peau. Massez le visage au moins 2 minutes tous les jours.

Comment choisir les bonnes huiles ?

Même fauché, vous pouvez vous chouchouter avec une huile végétale. Même votre huile d'olive peut convenir ! On peut en effet utiliser certaines huiles alimentaires pour les soins cosmétiques, celles-ci étant cependant parfois moins agréables à utiliser que certaines autres huiles végétales mieux adaptées aux soins cosmétiques.

Pour les soins de beauté, on devra simplement veiller à choisir des huiles végétales qui sont respectueuses de l'environnement et qui apportent réellement une plus-value à la peau grâce aux acides gras qu'elles contiennent. Référez-vous à la liste complète des huiles végétales à la fin de ce livre (p. 233) pour découvrir les compositions des huiles et leurs propriétés.

On achète si possible les huiles végétales en qualité bio et donc forcément « vierge ». Ce qualificatif précis veut dire que l'huile a été pressée à froid, qu'elle n'a pas été clarifiée par des moyens physiques ou mécaniques, et qu'elle n'a pas été raffinée chimiquement. L'information donnée sur les étiquettes est d'ailleurs primordiale car même si on y mentionne « huile naturelle » ou « huile non raffinée », elle a peut-être été pressée à chaud pour des raisons commerciales. Le produit fini ne sera dans ce cas pas aussi riche en nutriments. Si l'huile est certifiée bio ou qu'elle est vierge, c'est un bon critère d'achat.

Vérifiez toujours la liste des ingrédients d'une huile végétale. Elle ne doit contenir que le nom latin de la plante (voyez la liste des huiles en annexe p. 233) et éventuellement un peu de vitamine E. Rien d'autre !

Les huiles végétales de qualité sont **100 % pures et naturelles, non estérifiées ou raffinées**, et de préférence certifiées bio. La Slow Cosmétique© préconise l'usage des huiles végétales vierges **obtenues par pression à froid**, mode d'extraction exclusivement mécanique qui préserve la pleine teneur en acides gras essentiels et en antioxydants naturels, ce qui ne nécessite dès lors aucun additif. Une première pression à froid donne en fait un vrai « jus de fruits » oléagineux. On presse des graines ou des fruits à froid ou à chaud afin d'obtenir l'huile.

Huile végétale, huile essentielle ou macérât ?

Il ne faut pas confondre les huiles végétales (colza, argan, noisette…) avec les huiles essentielles. Ces dernières ne sont pas des « jus gras ». Elles sont des essences aromatiques liquides appelées huiles car elles se mélangent bien aux corps gras mais elles ne contiennent pas de lipides.

On désigne aussi par le terme « huile végétale », ou « macérât », les huiles obtenues par macération de plantes dans de l'huile. Ces huiles ne résultent pas d'une pression mécanique. Dans le procédé de macération, des plantes sont plongées dans de l'huile neutre et y libèrent leurs actifs (vitamines, polyphénols, flavonoïdes…). Après un temps suffisamment long, on filtre afin d'obtenir un macérat huileux. C'est ce procédé qu'on utilise pour l'huile de calendula (macération des fleurs de souci) ou pour l'huile de millepertuis. Dans ce cas-là, la liste des ingrédients vous indique deux noms de plantes : la plante active (calendula…) et l'huile dans laquelle elle a macéré (souvent du tournesol).

Hydrater ma peau avec une crème cosmétique

Le premier geste qui nous vient à l'esprit quand on entend le mot « hydratation », c'est de se passer une crème sur la peau. De la plus légère à la plus riche, les crèmes sont des émulsions. Comme pour une mayonnaise, elles mêlent habilement une phase aqueuse (de l'eau) à une phase huileuse (des corps gras). Nous avons vu que ce sont les corps gras qui hydratent la peau, les corps aqueux étant là surtout pour donner une belle consistance à la crème et capter un peu d'humidité en surface. Il est donc primordial de choisir une crème dont les composants lipidiques sont en bonne adéquation avec la peau. Les crèmes qui contiennent une bonne proportion d'huiles ou de beurres végétaux doivent être privilégiées.

Choisir une crème hydratante est aujourd'hui devenu un vrai casse-tête tant l'offre est immense. Et pourtant, leur effet est presque toujours le même : elles hydratent en surface et ravivent l'éclat du teint. Une crème à 5 euros peut parfois donner les mêmes résultats qu'une crème de luxe à 150 euros. C'est la segmentation marketing du produit qui fait son prix, bien plus que son contenu ! Ce qui diffère en revanche, c'est la texture. Une crème riche et épaisse convient mieux aux peaux sèches. Une crème fluide qui pénètre vite est idéale pour la peau mixte ou grasse.

Si vous êtes slow, vous n'utiliserez plus que des crèmes aux compositions naturelles et écologiques, si possible lauréates de la Mention Slow Cosmétique©. Attention cependant à ne pas se faire avoir par les slogans marketing des emballages qui utilisent les mots « végétal » ou « naturel » à gogo. Si l'on ne dispose pas des connaissances suffisantes pour pouvoir décrypter la liste des ingrédients mentionnée sur l'emballage, il faudra faire confiance aux labels bio ou à la Mention Slow Cosmétique©, qui outre une formule propre vous garantit un marketing raisonnable. Référez-vous à la partie de ce livre consacrée aux labels (voir p. 67) pour faire votre choix dans les rayons.

Si vous aimez faire la cuisine, vous pouvez aussi préparer votre propre crème hydratante maison. Pour cela, vous aurez besoin d'un peu de matériel et de quelques ingrédients spécifiques qui facilitent l'émulsion. Il existe une foule de sites Internet et de blogs qui vous donnent de bonnes indications pas à pas, pour confectionner une crème maison (voir notre liste d'adresses à la fin de ce livre, p. 229).

La préparation d'une bonne crème hydratante n'est pas toujours chose facile. C'est comme pour la mayonnaise, il faut le bon coup de main ! Vous trouverez néanmoins ici deux recettes inratables afin de tester vos talents de cosmétologue...

ATTENTION ! Les recettes de crème contiennent de l'eau et la crème obtenue sera donc sensible aux éventuelles bactéries. À titre préventif, il vous faudra désinfecter tout votre matériel avant de commencer. Pour ce faire, vaporisez un peu d'alcool sur vos ustensiles ou faites-les bouillir quelques minutes.

Découvrez comment bien hydrater le visage en quelques étapes slow en vidéo avec Julien

Rendez-vous sur :
http://tinyurl.com/slow-cosmetique-videos
Abonnez-vous à la chaîne YouTube « Slow Cosmétique ».

Crème hydratante universelle abricot-aloe vera
Tous types de peau

Pour 110 ml de crème environ

Dans un bain-marie ou une casserole, faites fondre à feu très doux :
- 4 cuillères à soupe d'huile de noyau d'abricot
- 1 cuillère à soupe rase de paillettes de cire émulsifiante à base d'olive (type Olivem 1000°, en magasin spécialisé ou sur Internet)

Dans un autre récipient au bain-marie, faites chauffer les liquides suivants :
- 6 cuillères à soupe d'hydrolat au choix (vous pouvez n'en utiliser qu'un ou en mélanger deux), évitez l'eau de cannelle et de clou de girofle
- 1 cuillère à soupe de gel d'aloe vera

Avec un thermomètre de cuisine, mesurez la température des deux mélanges. Une fois les deux phases à 65 °C, retirez du feu. Laissez refroidir à 40 °C environ. Ajoutez progressivement la phase aqueuse aux corps gras fondus tout en remuant le mélange avec un petit fouet pour faire une émulsion.

Facultatif : pour une crème plus matifiante, ajoutez en cours d'émulsion une très petite pointe de couteau d'amidon de riz ou de maïs (type Maïzena, liant pour sauces en supermarchés).

Ne cessez pas de mélanger jusqu'à ce que la crème épaississe. Une fois l'émulsion prise, ajoutez pour la conservation et le parfum :
- 10 gouttes d'huile essentielle de lavande vraie ou de niaouli
- 5 gouttes d'huile essentielle de petit grain bigarade ou de pamplemousse

À l'aide d'un entonnoir ou d'une grosse seringue, versez la crème dans un flacon pompe en plastique ou dans un pot en verre ou en plastique rigide préalablement désinfecté. Conservez au réfrigérateur et consommez cette crème dans les 6 semaines.

Remarques importantes :
Cette crème contient 15 gouttes d'huiles essentielles qui jouent ici le rôle de conservateurs et d'actifs à la fois. Notons que l'on peut répartir ces 15 gouttes entre plusieurs huiles essentielles au choix selon le type de peau.

On peut aussi très bien réaliser cette crème sans y ajouter aucune huile essentielle si l'on a la peau très sensible, mais alors la conservation se limitera à 2 semaines environ. Pour une conservation plus longue, il faudra compter 10 gouttes de conservateur (Cosgard ou benzyl alcohol) dans la formule.

Baume hydratant très riche à la cire d'abeille
Peaux sèches

Pour un pot de 50 g environ

Dans un bain-marie ou une casserole, faites fondre à feu doux en touillant avec une petite spatule :
- 4 cuillères à soupe d'huile végétale de macadamia
- 1 cuillère à soupe d'huile végétale de jojoba
- ½ cuillère à café de cire d'abeille blanche ou jaune en paillettes (sur internet, en magasins bio ou pharmacies)

Quand le mélange est liquide et homogène, retirez du feu et versez dans un bol en céramique. Ajoutez très progressivement en touillant avec un petit fouet de cuisine 2 cuillères à soupe d'hydrolat de fleur d'oranger, de camomille ou d'eau de rose préalablement tiédies au bain-marie.

Remuez constamment avec un petit fouet pour homogénéiser l'émulsion. C'est la cire d'abeille qui joue ici le rôle d'émulsifiant. La crème se forme après quelques secondes. Ajoutez alors 5 gouttes d'huile essentielle de lavande vraie, de petit grain bigarade ou de camomille.

Remuez encore puis versez la préparation dans un pot en verre ou en plastique rigide. Laissez reposer 24 heures au réfrigérateur. Cette crème très épaisse se conserve environ 3 semaines à l'abri de l'air, de la chaleur et de la lumière.

Pour l'appliquer sur la peau, prélevez-en une noisette que vous chaufferez dans les mains avant de masser votre visage.

Chapitre 5 • Le quotidien : hydrater et protéger la peau

> ### *Les bons gestes slow*
>
> - Si vous tenez à utiliser une crème cosmétique du commerce, choisissez-en une qui contienne dans sa formule des lipides de qualité (acides gras issus des huiles végétales, bio si possible).
> - N'achetez que des crèmes aux formules dont le rapport qualité prix est justifié. Plus de 50 euros pour 50 ml de crème ? Méfiez-vous !
> - Lisez bien les étiquettes et la liste des ingrédients (utilisez l'aide-mémoire de la partie 1, p. 65-66). Les crèmes hydratantes du commerce donnent presque toutes le même résultat, mais elles diffèrent surtout par leur texture, leur parfum… et leur prix !
> - En cas de doute quant à la toxicité de la formule ou à son impact écologique, privilégiez toujours une crème qui porte le logo de la Mention Slow Cosmétique© (voir sur slow-cosmetique.com).
> - Si vous aimez le fait-maison, fabriquez-vous une crème pour le plaisir de réaliser votre propre soin et d'y prendre goût.

Comment protéger ma peau et mes cheveux face aux agressions ?

L'hydratation est certes un must absolu pour l'entretien de notre peau, mais elle ne suffit pas toujours. En cas d'activités extérieures, d'intempéries ou d'exposition solaire, la peau doit être non seulement hydratée mais également protégée des agressions physiques. Au cours de ces périodes plus sensibles, le meilleur moyen pour protéger la peau est de renforcer son film hydrolipidique avec une crème qui peut faire office de film protecteur ou d'écran solaire.

PROTÉGER MA PEAU AVEC UNE CRÈME COSMÉTIQUE, UN BAUME OU UNE HUILE

En hiver, il est bon de masser sur le visage nettoyé une huile végétale pour hydrater, puis d'appliquer une crème par-dessus. Effet doudoune garanti ! Si l'application d'une huile puis d'une crème semble fastidieuse, on aura recours à une crème plus riche que d'habitude et c'est tout. Pour le bon choix de la crème, référez-vous au passage précédent sur les crèmes hydratantes. Durant la saison froide, on n'oublie pas non plus de protéger ses lèvres avec des baumes relipidants (voir recette du baume à lèvres p. 142).

En été ou lors de vacances au soleil, il est possible d'appliquer uniquement une huile non grasse sur le visage, seule ou en dessous de la crème solaire bio. Les huiles végétales décrites plus haut peuvent se mélanger pour constituer un soin hydratant et protecteur très complet. Celui-ci doit dans ce cas impérativement posséder des propriétés protectrices contre les rayons du soleil. C'est le cas de l'huile de jojoba, de sésame, de beurre de karité et dans une moindre mesure de l'huile d'olive, de carotte et d'avocat. Ces corps gras ne constituent néanmoins jamais une protection solaire efficace à 100 %. Il faudra donc le plus souvent appliquer par-dessus une émulsion contenant des filtres solaires pour éviter toute brûlure. Lisez à ce propos le passage sur la protection solaire, p. 144.

Sachons enfin que le maquillage est également une bonne protection pour la peau. Les poudres minérales ou les fonds de teint naturels peuvent en effet jouer le rôle d'un écran à la fois efficace contre les rayons solaires, mais également contre la pollution.

Quels ingrédients naturels pour protéger ma peau ?
Se protéger avec des végétaux

Certains ingrédients naturels protègent la peau des intempéries et des chocs en la recouvrant délicatement d'un film riche en corps gras nutritifs et apaisants à la fois. C'est le cas du bien connu **beurre de karité** qui pénètre la peau tout en y laissant une légère pellicule grasse qui protège et adoucit. C'est de cette façon que procèdent aussi le beurre de cacao et l'huile de coco. Le **beurre de cacao** ne peut cependant pas vraiment être utilisé à l'état pur car il ne s'étale pas bien. On doit donc le chauffer et le mélanger à d'autres huiles végétales pour en améliorer la texture. On le retrouve presque toujours dans les recettes de baumes pour les lèvres. Quant à **l'huile de coco**, elle se présente à l'état solide mais se liquéfie au simple contact de la peau. Elle laisse un film soyeux très agréable pour les peaux exposées. Voyez les recettes proposées à base de ces ingrédients un peu plus loin.

Ces ingrédients étant fort gras, il est intéressant de savoir que le **gel d'aloe vera** est une alternative plus légère pour protéger la peau sans la graisser. Le gel d'aloe vera est en fait du suc issu de la plante *Aloe barbadensis*, parfois mélangé à de l'eau, épaissi avec de la gomme naturelle ou un autre agent épaississant. Le gel d'aloe vera contient en fait beaucoup d'eau et s'évapore lorsqu'on l'applique sur la peau. Il n'est donc pas vraiment hydratant mais il laisse un film protecteur sur l'épiderme tout en libérant ses actifs à travers la couche cornée. Il est réputé pour soigner les brûlures qu'il rafraîchit, apaiser les rougeurs et adoucir la peau. On peut toujours ajouter une petite quantité d'huile végétale à de l'aloe vera pour se fabriquer un oléogel plus onctueux, et il est aussi possible d'aromatiser le gel d'aloe vera avec 1 % d'huiles essentielles.

Se protéger avec une crème

Si vous souhaitez protéger efficacement votre peau des agressions extérieures après avoir appliqué une huile végétale pour l'hydrater, mieux vaut opter pour des crèmes onctueuses disponibles dans le commerce. Choisissez une crème lauréate de la Mention Slow Cosmétique© ou bio, si possible à base de beurres végétaux ou de jus d'aloe vera. Certaines crèmes plus légères sont aussi très bien adaptées pour autant qu'elles contiennent un agent protecteur comme l'aloe vera ou une petite portion de poudre végétale (poudre de riz, mica) pour réfléchir les rayons lumineux et recouvrir la peau.

Si vous ne trouvez pas votre bonheur dans le commerce ou si vous aimez faire la cuisine, il est possible de réaliser soi-même une crème de jour protectrice adaptée à votre type de peau. Deux recettes de crèmes hydratantes vous sont données p. 134-136. Elles peuvent convenir pour protéger le visage des intempéries mais vous trouverez ici des recettes de crèmes plus « couvrantes ».

On trouve aussi des centaines de recettes plus ou moins compliquées sur Internet. Référez-vous à la liste d'adresses et choisissez avant tout les recettes à base de beurres végétaux.

Baume protecteur au karité spécial grand froid
Peaux normales ou sèches

Pour un pot de 50 g environ

Dans un bain-marie ou une casserole, faites fondre à feu très doux :
- 1 cuillère à soupe rase de beurre de karité
- 2 cuillères à soupe d'huile végétale de jojoba
- ½ cuillère à café de cire d'abeille en paillettes
- 1 grosse goutte de miel

Dans un autre récipient au bain-marie, faites chauffer doucement les liquides suivants :
- 1 cuillère à soupe de gel d'aloe vera
- 1 cuillère à soupe d'eau minérale, ou d'eau de rose ou de fleur d'oranger

Avec un thermomètre de cuisine, mesurez la température des deux mélanges. Une fois les deux phases à 65 °C, retirez du feu. Ajoutez progressivement la phase aqueuse aux corps gras fondus tout en touillant le mélange avec un petit fouet pour faire une émulsion. Incorporez en cours d'émulsion une très petite pointe de couteau d'amidon de riz ou de maïs (Maïzena, liant pour sauces au supermarché).

Mélangez constamment au fouet jusqu'à l'obtention d'une crème épaisse. Versez alors dans un pot en verre ambré acheté en pharmacie. Laissez reposer 24 heures au réfrigérateur.

Utilisez ce baume en chauffant une petite quantité dans vos mains avant d'appliquer sur le visage ou les parties exposées au froid.

Ce baume fondant sans conservateur et sans huiles essentielles doit être utilisé dans les 3 semaines. Si vous ajoutez à la préparation 10 gouttes d'huile essentielle de lavande vraie, de lavandin, de tea-tree ou de niaouli, comptez 6 semaines.

Fluide protecteur à l'aloe vera
Peaux mixtes ou grasses

Pour 45 ml environ

Dans un bol, mélangez à l'aide d'un fouet :
- 3 cuillères à soupe de gel d'aloe vera
- 1 cuillère à soupe d'huile de jojoba
- 1 cuillère à café d'hydrolat de lavande ou de camomille
- *Facultatif* : pour un gel plus matifiant, ajoutez 1 mini-pincée de farine de tapioca (en magasins asiatiques)

Une fois que vous avez obtenu un gel crémeux, versez à l'aide d'un entonnoir dans un flacon pompe en plastique (vous pouvez en recycler un ou en acheter sur Internet).

En cas d'activités extérieures, appliquez une toute petite quantité de ce gel par-dessus votre huile hydratante en soin de jour, ou à la place de celle-ci si votre peau est vraiment grasse.

Ce gel sans conservateur doit idéalement être conservé au frais et utilisé dans les 4 semaines, mais n'y plongez pas les doigts.

Comment bien conserver mes produits ?

Il ne faut pas dramatiser la question de la conservation. C'est certes important, mais que risque-t-on exactement ?

Si votre produit est à 100 % composé de corps gras, vous ne risquez rien sauf de voir votre produit « rancir » et perdre ses qualités nutritives et antioxydantes éventuelles. Pour éviter cela, conservez vos produits à l'abri de l'air, de la lumière et de la chaleur.

Si votre produit est une émulsion, vous risquez de voir le produit contaminé par une colonie de bactéries, ce qui est déjà plus dangereux. C'est cependant assez rare si vous évitez le contact des doigts avec le produit et si vous conservez celui-ci à l'abri de l'air, de l'humidité et de la chaleur. Le réfrigérateur est parfait pour cela. Votre produit est contaminé malgré tout ? C'est un peu dégoûtant mais vous ne risquez pas la mort ! La contamination s'observe dans la plupart des cas à l'œil nu (mousse blanche ou verte, odeur ou texture fortement modifiée) et il suffit alors de jeter le produit.

Si vous voulez prolonger la durée d'une émulsion qui contient de l'eau, vous pouvez ajouter à la fin de la recette quelques gouttes d'extrait de pépins de pamplemousse pour la conservation. Comptez toujours 2 gouttes de cet extrait pour 10 ml de produit.

On trouve facilement l'extrait de pépins de pamplemousse en magasins bio ou sur Internet. Pour la conservation, choisissez seulement un extrait visqueux, car les extraits liquides sont moins efficaces. Pour une conservation encore plus poussée, préférez alors le conservateur « cosgard » ou « benzyl alcohol ». Il n'est pas naturel mais fonctionne mieux.

Remarquez que les huiles essentielles (lavande, romarin, tea-tree, niaouli…) sont également d'excellents conservateurs si on les dose à 1 % au moins de la formule.

Baume protecteur pour les lèvres au miel
Lèvres sèches ou abîmées

Pour un pot de 15 g environ

Dans un bain-marie ou une casserole, faites fondre à feu très doux :
- 1 cuillère à café de beurre de cacao ou, à défaut, de karité
- 1 cuillère à café d'huile végétale d'argan, d'amande douce ou de noisette
- ½ cuillère à café de cire d'abeille (quelques paillettes)
- 1 grosse goutte de miel liquide

Une fois le mélange fondu et homogène, retirez du feu et remuez avec une spatule au besoin. Il est possible d'ajouter avant solidification 1 goutte d'huile essentielle de néroli, de menthe ou d'huile essentielle (essence) d'orange douce, au choix. Ceci parfumera délicieusement ce baume. Coulez ensuite dans un petit pot en verre ou en plastique rigide et laisser durcir au frigo. Ce baume s'applique au doigt et se conserve plus de 1 mois à température ambiante.

Chapitre 5 • Le quotidien : hydrater et protéger la peau

Baume fondant pour le corps à l'huile de coco
Tous types de peau

Pour un pot de 100 g environ

Faites fondre dans un bain-marie ou une casserole à feu très doux :
- 4 cuillères à soupe de beurre de karité
- 4 cuillères à soupe d'huile de coco solide
- 2 cuillères à soupe d'huile végétale de calendula

Une fois le mélange fondu et homogène, retirez du feu. Remuez avec une spatule et ajoutez lors du refroidissement 20 gouttes d'huiles essentielles au choix pour le parfum : orange douce, ylang-ylang, citron, lavande vraie, géranium, rose de Damas, néroli, petit grain bigarade, mandarine ou niaouli. Vous pouvez répartir les 20 gouttes entre plusieurs huiles essentielles de la liste.

Laissez reposer 24 heures au réfrigérateur puis conservez 2 mois à température ambiante dans un pot ou un bocal hermétique à l'abri de l'air et de la lumière. Lors de l'utilisation, faites fondre une noix de baume sur la peau en massant le corps.

Les bons gestes slow

- En cas d'activités extérieures, protégez votre peau avec un soin plus couvrant après l'avoir hydratée avec une huile ou une crème. Préférez un soin solaire si vous vous exposez intensément au soleil.
- Protégez votre peau des intempéries en y massant tout simplement du beurre de karité, de l'huile de coco ou du gel d'aloe vera si elle est plutôt grasse.
- Si vous aimez la cuisine, fabriquez-vous des baumes protecteurs pour le visage, les lèvres et le corps à base de beurres végétaux.

Se protéger du soleil

On nous le répète chaque été : le soleil n'est pas le meilleur ami de la peau et peut causer bien des maux. À court terme, on nous rappelle que les rayons UVB provoquent des coups de soleil douloureux et peuvent brûler la peau de façon très grave parfois. À long terme, on sait aujourd'hui que les rayons UVA en particulier peuvent altérer la structure cutanée et la santé des cellules de la peau. On pense au tristement célèbre mélanome, le cancer de la peau. Enfin, l'exposition répétée aux rayons solaires favorise également bon nombre d'anomalies au niveau de la pigmentation. Apparaissent alors sur le visage, le décolleté ou les mains de très inesthétiques taches pigmentaires appelées lentigos, taches de vieillesse ou… fleurs de cimetière !

Faut-il pour autant éviter le soleil à tout prix ? Surtout pas ! S'il est vrai que les rayons solaires sont impitoyables pour la peau, il ne faut pas oublier non plus que nous en avons besoin pour synthétiser plusieurs éléments vitaux, dont la vitamine D, par exemple. Par ailleurs, le soleil est pour presque tout le monde une source intarissable de plaisir dont il serait dommage de se priver.

Pour profiter des bienfaits du soleil d'une façon naturelle sans pour autant se retrouver aux urgences de la beauté, mieux vaut adopter une série d'habitudes toutes simples. Quand on veut être slow, le jeu consiste à préparer sa peau à l'exposition solaire, à limiter celle-ci et enfin à se protéger intelligemment lors du bronzage.

Conseils pour se préparer à l'exposition solaire
Pour bien préparer votre peau à l'exposition solaire, suivez ces quelques conseils très faciles.

Geste 1 : exfoliez
La peau sera plus sereine face au soleil si elle a été préalablement « poncée », c'est-à-dire débarrassée de ses peaux mortes. Une peau bien exfoliée bronzera également de façon plus harmonieuse. L'idéal est de pratiquer un gommage complet du corps une à deux fois par semaine, et dans les 15 derniers jours qui précèdent l'exposition.

Geste 2 : buvez beaucoup d'eau
Pour parer aux agressions du soleil, la peau se doit d'être parfaitement hydratée. Alors buvez, et buvez encore. De l'eau minérale à profusion dès les premiers rayons. On sait tous qu'il faut boire 1,5 litre d'eau par jour, mais peu d'entre nous y arrivent. Le défi vous semble insurmontable ? Alors doublez vos rations de laitue, concombre et fenouil qui sont des aliments bienvenus pour hydrater le corps.

Geste 3 : faites le plein de vitamines
On peut judicieusement complémenter son alimentation avant le départ en vacances. Les vitamines à privilégier sont la provitamine A (le fameux bêta-carotène), la vitamine C et la E (de très bonnes antioxydantes qui agissent en synergie). Pour les avoir toutes d'un coup, mangez des carottes, des tomates, du persil, des épinards frais, des brocolis, du citron, des oranges et des abricots. Pas le temps ? Faites alors confiance aux bons compléments alimentaires : poudre d'urucum, un fruit très riche en bêta-carotène, mais aussi capsules d'huiles végétales de germe de blé, de carotte, d'onagre, de colza ou de rose musquée. Ces deux dernières huiles sont riches en acides gras essentiels oméga 3.

Geste 4 : enduisez-vous d'huiles « bonne mine »
Deux semaines avant de faire la crêpe, concoctez-vous une huile hydratante corps et visage à base de macérat de carotte, d'argousier ou d'églantier, et d'huile de noyau d'abricot. Mélangez deux de ces huiles à parts égales dans un flacon et utilisez chaque matin quelques gouttes de la préparation en massage sur le corps et le visage nettoyés. La présence de bêta-carotène dans ces huiles donne un joli éclat au teint et prépare efficacement au bronzage.

Conseils pour limiter l'exposition au soleil
Une fois sur place, on adopte la slow attitude... Dès le premier jour, remplacez tous les cosmétiques pour le corps et le visage par de l'huile de jojoba pure. Ses vertus protectrices en font un filtre solaire très faible mais comparable à un facteur de protection 3 ou 4.

Lors des deux premiers jours d'exposition, évitez de pratiquer des séances de bronzage de plus de 20 minutes. Si le soleil est fort, enduisez-vous obligatoirement de crème solaire certifiée bio. Optez pour un filtre de facteur 30 pour le visage et pour les enfants.

D'une façon générale, interdisez-vous également la bronzette aux heures où les rayons du soleil sont les plus cruels, soit entre 12 et 15 heures. La journée, couvrez-vous de vêtements légers, fabriqués dans des matières naturelles aux tons clairs. En déplacement, portez aussi des lunettes de soleil et un chapeau.

Soin protecteur solaire maison
Tous types de peau

Pour 100 ml environ

Remarque : ce soin n'est pas comparable avec un filtre solaire classique et ne peut être utilisé seul en guise de protection que pour une exposition modérée, sur une peau mate et adulte.

Dans un flacon en verre ou en plastique ambré ou coloré de 100 ml, ajoutez successivement :
- 80 ml d'huile de jojoba ou de sésame
- 10 ml d'huile d'argousier
- *Facultatif* : 2 petites cuillères à soupe de pur jus d'aloe vera (sans eau) pour rendre l'huile plus légère à l'application.
- 1 bonne pincée d'oxyde de zinc (poudre blanche en pharmacie).

Fermez le flacon avec un embout spray si possible et agitez fortement avant chaque utilisation sur le corps ou le visage. Cette lotion doit être utilisée dès le matin comme soin hydratant pour le visage et le corps. Appliquez-la de nouveau à chaque exposition.

Conseils pour se protéger des rayons solaires d'une façon responsable
Rien de naturel, à part un vêtement, ne peut remplacer les filtres solaires élaborés par les formules cosmétiques. Elles sont hélas très peu écologiques (l'impact sur l'environnement et la vie marine est dévastateur) et leur effet sur la santé est sujet à caution. On y retrouve souvent des dérivés d'aluminium, du benzophénone, des conservateurs et des parfums, et plus récemment des nanoparticules.

Jusqu'à récemment, les gammes de soins solaires certifiées bio ne pouvaient pas rivaliser avec leurs concurrentes conventionnelles car leur texture était très épaisse et les rendait difficiles à étaler. Ce n'est plus le cas aujourd'hui, il est donc impératif de choisir ses soins solaires dans les gammes certifiées bio ou lauréates de la Mention Slow Cosmétique©. C'est la seule garantie d'utiliser un produit moins polluant et moins polémique pour la santé. Attention, le choix est cependant encore limité mais on retiendra qu'il faut opter pour un facteur de protection 30 pour le visage et pour les enfants, et que l'application du produit lors des bains de soleil doit être répétée toutes les 2 heures environ. La loi oblige également aujourd'hui les marques à intégrer un filtre UVA dans leurs formules. Vérifiez quand même la présence de ce filtre, signalée par un logo.

Protéger mes cheveux

Les cheveux peuvent être protégés si on les expose à des conditions difficiles ou agressives pour la kératine du cheveu. C'est particulièrement le cas en été lors des bains de mer et des bains de soleil. C'est aussi le cas lorsqu'on utilise l'air trop chaud du sèche-cheveux pour un brushing. Saviez-vous qu'il est possible de frictionner les cheveux avec de l'huile de jojoba chauffée dans les mains avant un bain de mer pour « gainer » les cheveux et les protéger ?

Certains types de cheveux (frisés, africains, secs ou cassants) apprécient tout particulièrement les soins protecteurs qui nourrissent la kératine des cheveux tout en les protégeant. Le beurre de karité, l'huile de coco et l'huile de jojoba ou d'avocat sont alors des incontournables mais on ne les applique pas lors d'une exposition solaire, pour ne pas « griller » le cheveu. Quelques recettes faciles permettent de réaliser chez soi des baumes ou des lotions pour les cheveux très nourrissantes et protectrices à la fois.

Soin nourrissant et protecteur
Cheveux secs ou frisés, pointes sèches

Pour une seule application

Chauffez dans vos mains les ingrédients suivants :
- 1 noisette de beurre de karité ou d'huile végétale de coco (solide)
- *Facultatif* : 1 goutte d'huile essentielle d'ylang-ylang ou d'épinette noire au choix pour rendre le soin encore plus réparateur et le parfumer.

Frictionnez vos pointes sèches entre vos mains puis massez toute la chevelure si nécessaire. En cas de cheveux très secs, appliquez une fois par semaine en massant mèche par mèche sur cheveux secs ou essorés. Au besoin, séchez à la serviette ou au sèche-cheveux tiède avant de coiffer. En vacances, appliquez ce soin uniquement le soir, après le bain de mer ou la piscine.

Brume protectrice d'été pour les cheveux
Tous types de cheveux

Pour 50 ml environ

Mélangez au fond d'une petite bouteille d'eau minérale en plastique ou d'un flacon en verre ou en plastique vide :
- 1 cuillère à café de gel d'aloe vera
- 1 cuillère à café d'huile de jojoba
- 1 pincée de bicarbonate de soude

- 4 gouttes d'huile essentielle (ylang-ylang, romarin officinal, camomille, lavande, géranium... presque tout sauf les agrumes et la cannelle)
- 5 cuillères à soupe d'hydrolat adapté à votre type de cheveux (camomille pour cheveux blonds et lavande, romarin ou géranium pour tout autre type de cheveux).

Agitez vigoureusement la bouteille fermée et transvasez le mélange dans un joli petit flacon spray. On trouve des flacons spray en plastique ou en verre sur Internet ou sur commande en pharmacies et dans des boutiques spécialisées. Agitez avant chaque utilisation. Cette brume se vaporise sur toute la chevelure. Elle protégera vos cheveux des UV, du vent ou de l'eau. Elle se conserve 3 semaines environ à température ambiante, à l'abri des rayons du soleil.

Les bons gestes slow

- Pour le bronzage, ayez systématiquement recours à des produits solaires bio, si possible lauréats de la Mention Slow Cosmétique©.
- Pour une protection modérée, optez pour les huiles réputées protectrices solaires que sont le jojoba, le sésame, le coco et le beurre de karité. Attention, il n'existe pas de protection solaire 100 % efficace qui soit purement naturelle.
- Préparez votre peau à l'exposition solaire en l'exfoliant, en consommant des vitamines et des acides gras essentiels. La peau sera plus résistante lors de l'exposition.
- Modérez l'exposition au soleil. Elle est bonne pour le moral et la santé seulement à petites doses.

Fiche slow n° 3

COMMENT HYDRATER ET PROTÉGER MA PEAU ?

Faites le test ! Avez-vous adopté les gestes de soins slow ?

L'hydratation, pour une peau fraîche et en bonne santé

Ça, c'est slow	Ça, ce n'est pas slow
Appliquer chaque matin sur le visage propre une huile végétale ou un mélange d'huiles fait maison, avant la crème.	Appliquer un sérum soi-disant hydratant ou repulpant à base de silicones et d'actifs nanotechnologiques.
À l'application d'un soin hydratant, masser son visage avec les paumes des mains et prendre du plaisir à le faire.	Appliquer ses soins du bout des doigts comme si la peau était une toile très fragile. Ce mode d'application fait utiliser trop de produit pour rien.
En été ou selon les envies, opter pour une crème bio à la texture légère mais riche en bonnes huiles végétales ou en aloe vera.	En été ou selon les envies, utiliser plus de trois produits différents pour obtenir cette peau parfaite qu'on voit dans les magazines.
En hiver ou selon les envies, opter pour des huiles ou des crèmes plus riches en acides gras essentiels ou en beurres végétaux.	En hiver ou selon les envies, mettre deux fois plus de maquillage pour estomper les signes de déshydratation.
Se préparer sa propre crème, parce que c'est la seule qu'on tolère et qui répond point par point aux caractéristiques de ma peau.	Essayer toutes les crèmes du commerce à la recherche du soin ultime (qui n'existe pas).

→

La protection, pour prévenir les agressions du temps et de l'environnement

Ça, c'est slow	Ça, ce n'est pas slow
En cas d'activités extérieures ou d'agressions, appliquer par-dessus l'huile végétale hydratante un baume ou une crème bio qui dépose un léger film sur le visage.	Tous les jours, appliquer successivement deux ou trois soins de marques différentes avant de mettre son fond de teint favori et sa poudre matifiante. Oups, le portefeuille !
Quand on sait que la peau sera soumise aux intempéries ou à la pollution intense, se passer de son huile hydratante et appliquer tout simplement un baume au beurre de karité, à l'huile de coco ou à l'aloe vera.	Ne rien mettre du tout sur le visage alors qu'on a prévu une randonnée sur une plage ensoleillée le matin et la visite d'un centre-ville pollué l'après-midi.
Se protéger du soleil en portant des vêtements, en préférant l'ombre ou en utilisant des filtres UV qui respectent l'environnement.	Bronzer des heures durant en oubliant d'appliquer les mille et un filtres UV qu'on avait pourtant payés au prix fort.
Se fabriquer des baumes pour les lèvres 100 % naturels au bon goût de noisette, de coco ou de miel.	Utiliser des baumes à lèvres chimiques sans savoir qu'on aura mangé des kilos de pétrole dans quelques années.

Fiche slow n° 3

Chapitre 6
Les urgences : soigner et réparer les petites imperfections

Ce chapitre va remplir votre besace de soins simples et pratiques. De quoi faire face aux petites imperfections courantes de la peau et des cheveux. L'utilisation des huiles essentielles et de l'aromathérapie permet notamment de traiter beaucoup de petits problèmes de peau sans avoir recours à de coûteux soins dermatologiques chimiques. Un ouvrage entier a été consacré à ce sujet : *SOS peau au naturel*, du même auteur, Leduc.s Éditions, mais nous allons ici découvrir comment atténuer les imperfections les plus répandues avec le moins de produits possible. Du simple bouton aux plaques sèches en passant par les rides d'expression, la Slow Cosmétique© nous propose une trousse de beauté adaptée à notre quotidien.

Traiter les problèmes de peau avec les huiles essentielles

Les huiles essentielles sont des extraits liquides de plantes aromatiques obtenus par distillation à la vapeur d'eau. On les appelle « huiles » mais ce sont en fait des essences liquides riches en molécules aromatiques. Non grasses, elles se diluent pourtant uniquement dans les corps gras, raison pour laquelle on les nomme « huiles essentielles ». Notons que les huiles essentielles d'agrumes se nomment plutôt « essences » car on les obtient par expression du zeste et non par distillation à la vapeur.

Très concentrées, **les huiles essentielles sont actives sur notre organisme car elles pénètrent très bien la peau.** Leurs molécules aromatiques se faufilent à travers l'épiderme et pénètrent ainsi le derme et la circulation sanguine. Elles sont donc réellement actives à petites doses. Pour vous en persuader, massez-vous les pieds avec 6 gouttes d'huile essentielle d'eucalyptus radié et vous constaterez après une trentaine de minutes que votre haleine aura une bonne odeur d'eucalyptus. C'est la preuve toute simple de la faculté qu'ont les huiles essentielles à pénétrer notre organisme.

COMMENT CHOISIR LES BONNES HUILES ESSENTIELLES ?

Concentrées et actives, les huiles essentielles sont à utiliser avec beaucoup de prudence et de parcimonie. Il faut tout d'abord choisir des huiles essentielles de bonne qualité. Elles doivent être **100 % pures et naturelles**, si possible certifiées biologiques. Vos huiles essentielles doivent avoir été botaniquement et biochimiquement définies par un laboratoire. On connaît dès lors précisément la plante dont elles sont extraites ainsi que les composés biochimiques de l'huile essentielle. C'est noté sur l'emballage dans ce cas : on vous indique la ou les molécules les plus présentes. C'est important car ce sont ces données qui déterminent l'action mais aussi la toxicité d'une huile essentielle.

Ainsi, par exemple, il existe plusieurs sortes d'eucalyptus. L'eucalyptus radié (*Eucalyptus radiata*) donne une huile essentielle bien tolérée active sur la sphère respiratoire. L'eucalyptus globuleux (*Eucalyptus globulus*), plus commun, est également efficace pour la respiration mais est plus irritant. On comprend déjà l'importance de la nuance. Encore plus étonnant, l'eucalyptus citronné (*Eucalyptus citriodora*) donne quant à lui une huile essentielle anti-inflammatoire qui n'aura aucune action sur les rhumes ou les bronchites. **Vous comprenez donc pourquoi il faut toujours connaître précisément le nom latin**

de l'espèce botanique de la plante dont est issue l'huile essentielle que l'on va utiliser pour les soins.

Dans le même esprit, **il faut aussi pouvoir identifier les molécules biochimiques qui sont contenues dans l'huile essentielle utilisée.** En effet, certaines molécules aromatiques sont déconseillées aux femmes enceintes et aux enfants. C'est le cas des cétones qui peuvent être abortives (provoquer une fausse couche) et neurotoxiques. On les retrouve notamment dans l'huile essentielle de menthe poivrée, de romarin à verbénone ou d'eucalyptus mentholé.

Il est impossible de connaître toutes les propriétés des huiles essentielles et leurs contre-indications sans les avoir étudiées sérieusement. Cependant, vous pouvez faire confiance aux brochures et aux sites Internet des laboratoires reconnus dans le domaine de l'aromathérapie. Voyez les sites slow-cosmetique.com et lessentieldejulien.com pour plus d'informations. Les laboratoires Bioflore, de Saint Hilaire, Essenciagua et quelques autres sont dignes de confiance.

Le nom latin et la composition biochimique vous indiquent à quoi sert telle ou telle huile essentielle et si elle est déconseillée aux femmes enceintes, aux personnes sensibles ou aux enfants. En cas de doute, renseignez-vous auprès d'un pharmacien spécialisé en aromathérapie ou auprès d'un herboriste sérieux. **N'achetez jamais une huile essentielle qui ne vous donne pas tous les éléments d'information suivants : nom botanique en latin de la plante aromatique, organe distillé, composition biochimique.**

Enfin, il est primordial de n'utiliser les huiles essentielles que dans des dosages appropriés. En cosmétique, on utilise les huiles essentielles diluées dans des huiles végétales ou des corps gras à 1, 2 ou 3 % maximum. À ces doses, la toxicité est très limitée. Des dosages plus élevés sont parfois nécessaires mais nous font entrer dans le domaine de la médecine aromatique.

Dans le présent chapitre, nous abordons uniquement des recettes élaborées à base d'huiles essentielles qui sont bien tolérées par tous et dans des

dosages cosmétiques sans risque. Dans une logique slow, nous n'utiliserons que des huiles essentielles de qualité biologique qui sont issues du terroir local. Si vous souhaitez élargir vos connaissances ou utiliser d'autres huiles essentielles plus exotiques, référez-vous à des ouvrages spécialisés en aromathérapie (voir liste des bonnes adresses).

Les bons gestes slow

- Utilisez les huiles essentielles comme actifs cosmétiques pour soigner les besoins particuliers de votre peau.
- Ne mélangez pas les huiles essentielles à de l'eau, mais toujours à des corps gras.
- Privilégiez l'utilisation d'huiles essentielles 100 % pures et naturelles, non altérées et intégrales, si possible en qualité biologique. Dans le commerce, faites confiance aux marques qui portent la Mention Slow Cosmétique©. Sur Internet, achetez vos huiles essentielles en direct du producteur sur www.slow-cosmetique.com.
- Diluez toujours les huiles essentielles avant de les utiliser. En cosmétique, ne dépassez pas 1 à 3 % dans les préparations.

LES HUILES ESSENTIELLES À SE PROCURER POUR DES SOINS SLOW

En fin d'ouvrage (voir p. 239), vous trouverez la liste des 21 huiles essentielles utilisées pour les recettes slow de cet ouvrage ainsi que leur description.

L'idéal est de se constituer au fil du temps une « aromathèque » avec environ 20 huiles essentielles pour pouvoir traiter absolument tous les bobos de la peau. Cependant, pour se mettre le pied à l'étrier sans se ruiner et sans se tromper, on peut très bien acquérir 2 ou 3 huiles essentielles indispensables en fonction de son type de peau ou des problématiques que l'on rencontre :

- **Si vous avez la peau du visage grasse ou à problèmes,** optez au choix pour le lavandin, la lavande vraie, la camomille noble, la carotte, le citron, le géranium, le niaouli, le tea-tree, le petit grain bigarade ou le romarin à verbénone.

- **Si vous avez la peau du visage sèche ou très sensible,** optez au choix pour la lavande vraie, la camomille noble, la matricaire (camomille allemande), la tanaisie, l'hélichryse (immortelle) ou l'ylang-ylang.
- **Si vous avez la peau mature,** optez au choix pour le ciste ladanifère, le géranium, l'hélichryse (immortelle) ou la rose de Damas (très chère !).
- **Pour les soins du corps** (minceur, tonicité), optez pour le cèdre, l'hélichryse, les eucalyptus, tous les agrumes et toutes les lavandes.

Les huiles essentielles citées dans cet ouvrage – sauf les menthes et les sauges – conviennent toutes à l'ensemble de la population, femmes enceintes et enfants y compris. Tout est dès lors une question de dosage approprié. Attention toutefois, aucune huile essentielle n'est autorisée pendant les trois premiers mois de la grossesse. Après cela et pendant l'allaitement, seules quelques huiles essentielles sont autorisées et toujours dans des dosages faibles et par voie cutanée uniquement.

En cas de situation particulière (grossesse, sensibilité) demandez toujours conseil à un professionnel de la santé avant d'utiliser des huiles essentielles pour bien connaître les dosages adaptés.

Retenez enfin que les essences d'agrumes sont photosensibilisantes et qu'il ne faut donc pas s'exposer au soleil si on les a appliquées dans les heures qui précèdent sous peine de voir apparaître des taches disgracieuses (et tenaces) sur la peau.

Pour rappel, n'achetez que les huiles essentielles portant sur l'étiquette le nom latin, la partie distillée et la composition biochimique.

Les soins aux huiles essentielles les plus courants

Acné et boutons
Un bouton isolé sur le visage ou sur le dos ne veut pas toujours dire que l'on souffre d'acné. L'acné est en effet une maladie de la peau qui est causée par plusieurs facteurs à la fois. L'action des hormones androgènes provoque une

hypersécrétion de sébum, ce qui perturbe le pH de la peau et permet à des bactéries d'y survivre. Lorsque tous les facteurs s'enchaînent, ils causent l'éclatement du follicule pilo-sébacé et l'inflammation de la peau. Le visage ou le dos est alors couvert de boutons, souvent enflammés. La véritable acné se rencontre surtout à l'adolescence, quand la production hormonale explose, et parfois chez les jeunes adultes. Si vous pensez souffrir d'acné, consultez impérativement un médecin.

Le bon geste slow en cas d'acné

Quel que soit le type de bouton qui apparaît sur votre visage, vous pouvez sans aucun danger appliquer directement sur celui-ci 1 goutte d'huile essentielle de lavande vraie, de lavandin ou de niaouli (6 fois par tranche de 24 heures). L'inflammation (rougeur) diminue dès les premières heures. Le bouton disparaît en général de lui-même après 2 jours, parfois plus rapidement.

Le secret de la lutte contre l'acné est de ne pas agresser la peau avec des détergents trop durs et d'hydrater la peau avec une huile fine qui ralentit la production de sébum. **Voici les 3 étapes clés :**
1. Chaque soir, nettoyez soigneusement la peau avec un nettoyant sans savon (type « gel lavant doux sans savon ») ou un peu d'argile. Si vous vous maquillez, démaquillez-vous le soir à l'huile de jojoba.
2. Appliquez ensuite au coton de l'hydrolat de lavande ou de romarin à verbénone. Tamponnez à la serviette pour sécher.
3. Massez ensuite sur le visage une huile hydratante aromatisée qui régule le sébum (voir page suivante). Chauffez l'huile dans les paumes des mains avant application. La sensation de gras disparaît après 1 ou 2 minutes.

Huile sébo-régulatrice
Peau acnéique

Pour 30 ml d'huile environ

Pour réaliser l'huile hydratante qui régule le sébum, dans un flacon en verre ambré de 30 ml, ajoutez successivement avec un petit entonnoir :
- 3 cuillères à soupe d'huile végétale de jojoba ou 2 de jojoba avec 1 de nigelle, plus active
- 5 gouttes d'huile essentielle de lavande vraie ou de lavandin
- 5 gouttes d'huile essentielle de niaouli, de carotte ou de romarin à verbénone

Si l'acné est très sévère, vous pouvez appliquer sur les plus gros boutons 1 goutte d'huile essentielle de lavande vraie avant l'application de votre soin de jour. À répéter le soir au coucher également.

Du gras contre le gras !

Appliquer de l'huile de jojoba ou de nigelle sur une peau qui produit trop de sébum ne la regraisse absolument pas ! Au contraire, une huile fine fluidifie le sébum et a tendance à en réduire la production à long terme. C'est ce que les adeptes de la Slow Cosmétique© appellent « vaincre le gras par le gras ».

Dartres ou plaques sèches

Les dartres sèches sont des petites plaques rugueuses, rosées ou blanchâtres, qui s'installent sur le visage ou plus rarement sur le corps. Elles sont les signes d'un épaississement de la couche cornée qui survient suite à une déficience de l'épiderme en lipides (acides gras, céramides…). Elles peuvent parfois être le signe précurseur d'un eczéma de contact, voire d'un eczéma atopique ou d'un épisode psoriasique. Dans ce cas, consultez. Peu esthétiques, ces plaques ont en outre la fâcheuse tendance à desquamer (de petites peaux mortes s'en échappent).

Pour les atténuer visuellement et améliorer le confort de la peau, il suffit d'y appliquer plusieurs fois par jour quelques gouttes d'huile végétale hydratante et anti-inflammatoire à la fois.

Le bon geste slow en cas de dartres sèches

Tout au long de la journée, ayez à portée de main un petit flacon d'huile végétale de bourrache ou de calendula. Toutes les 2 heures, appliquez délicatement au doigt 2 ou 3 gouttes d'huile sur la plaque rugueuse et massez pour faire pénétrer.

La plaque disparaît en général en quelques jours. Sinon, consultez un dermatologue.

Eczéma et prurit

L'eczéma est une maladie de la peau dont les causes sont multiples et assez floues. On distingue en général l'eczéma de contact et l'eczéma atopique.

L'eczéma de contact est dû à une réaction anormale de la peau au contact d'une substance (métal, parfum…). L'eczéma atopique (ou dermatite atopique) survient sans raison apparente sur les terrains allergiques ou fragiles. De plus en plus de nourrissons souffrent d'eczéma atopique, souvent accompagné d'intolérances alimentaires et d'allergies.

L'eczéma devient très vite un calvaire car il est très prurigineux. Il cause des démangeaisons inconfortables qui elles-mêmes sont la cause des problèmes associés à l'eczéma. La peau se crevasse, s'épaissit ou s'affine, et elle desquame anormalement. C'est un cercle vicieux : la peau me démange, je me gratte, je blesse ou j'infecte ma peau, et ma peau me démange de plus belle.

Il est important de consulter un dermatologue en cas d'eczéma. Celui-ci proposera un traitement bien souvent à base de cortisone qui, même si elle fragilise la peau à long terme, apaise très rapidement le prurit. Hélas, on constate bien souvent après un traitement que l'eczéma revient et évolue par poussées.

On évoque alors le stress émotionnel, qui est un facteur aujourd'hui reconnu comme aggravant.

En aromathérapie, il est possible d'atténuer le prurit associé à l'eczéma et de rendre la peau plus confortable grâce à des préparations à base d'huiles végétales apaisantes et d'huiles essentielles aux vertus antiprurigineuses.

Les bons gestes slow en cas d'eczéma

- Utilisez un détergent très doux ou un savon à froid très surgras pour la toilette du visage et du corps. Pensez aux gels moussants sans savon des marques porteuses de la Mention Slow Cosmétique par exemple. Idéalement, le pH du nettoyant utilisé doit être légèrement acide.
- Adoptez l'argile blanche pour vos soins apaisants. Une fois par semaine, prenez un bain à l'argile blanche si le corps est atteint. Si c'est le visage, appliquez 1 à 2 fois par semaine un masque à l'argile blanche. Relisez le chapitre 5 pour les recettes concernées.
- Pour atténuer le prurit et rétablir le pH de la peau, un truc de grand-mère efficace consiste à ajouter un verre de vinaigre de pomme bio à l'eau du bain tiède.
- Pour augmenter le confort de la peau et l'hydrater profondément, massez matin et soir (sans limite) la peau avec de l'huile de bourrache ou du beurre de karité, plus gras. La bourrache et le karité sont également légèrement anti-inflammatoires et apaisent temporairement le prurit.
- Pour apaiser Bébé, pensez à masser l'enfant après sa toilette avec une noisette de beurre de karité bio chauffée dans les mains.
- Pour apaiser encore plus durablement le prurit, aromatisez de l'huile de bourrache, de calendula ou du beurre de karité avec 1 % seulement d'huile essentielle de camomille allemande (matricaire). Comptez maximum 2 gouttes d'huile essentielle pour 1 grosse cuillère à soupe d'huile ou de beurre. Cette recette convient aussi bien aux nourrissons qu'aux adultes.
- Pour un soin plus traitant de l'eczéma, et en accord avec votre médecin, vous pouvez remplacer votre soin hydratant corps et visage habituel par de l'huile de bourrache ou de calendula aromatisée à 2 % d'huile essentielle parmi l'épinette noire, l'eucalyptus citronné ou l'ylang-ylang. Attention, comptez 4 gouttes d'huiles essentielles au maximum par cuillère à soupe d'huile.

Rides

Vous allez être déçu(e)… il n'existe aucun cosmétique capable de combler réellement une ride installée. Aucun. Certes, les cosmétiques high-tech vous démontrent par A + B que vos rides peuvent s'atténuer en appliquant tel ou tel produit, mais les résultats sont si infimes qu'ils sont invisibles à l'œil nu, ou alors très temporairement.

Certaines rides sont dues aux plis répétés que connaît la peau lorsque le visage s'exprime, sourit ou se crispe. Ce sont les rides « d'expression » souvent situées aux coins des yeux ou de la bouche. D'autres rides, souvent plus profondes, sont dues à une modification de la structure cutanée (perte de collagène) combinée au pouvoir irrémédiable de l'attraction terrestre… Le combat est perdu d'avance.

Faut-il dès lors ne plus jamais sourire ou bien avoir recours à la chirurgie esthétique ? Ce sont là des solutions radicales, mais il est possible d'atténuer visuellement les rides et de prévenir leur développement en adoptant quelques gestes simples. Une crème ? Un sérum miracle ? Non. **Le premier réflexe antirides, c'est la gymnastique faciale !** Viendront ensuite les soins à base d'huiles végétales riches en acides gras oméga 3 et oméga 6.

POURQUOI LA GYMNASTIQUE FACIALE ?

Imaginez que vous ne stimuliez jamais les muscles de votre corps. Très vite, vos bras et vos jambes ressembleraient à des nouilles cuites…

Le visage est truffé de muscles qu'on oublie de stimuler pour les maintenir fermes et élastiques. Vous vous plaignez d'avoir perdu l'ovale de votre visage ? Vos joues tombent ? Ce n'est pas étonnant si vous n'avez jamais fait d'exercices pour maintenir les tissus bien en place…

La gymnastique faciale est une discipline méconnue qui propose des exercices ciblés pour muscler un ou plusieurs muscles du visage. On peut tout travailler : les muscles du contour de la bouche, les zygomatiques, les muscles de la mâchoire, les muscles des pommettes, les muscles du contour de l'œil et même les muscles situés à hauteur des sourcils et du front.

La gymnastique faciale est d'une efficacité redoutable. Même les peaux matures en bénéficient car les muscles exercés régulièrement reprennent volume et élasticité rapidement. Encore faut-il connaître les bons exercices et les pratiquer à raison de 10 minutes environ chaque jour. Avant votre séance de gym faciale, appliquez généreusement sur la zone que vous allez travailler une crème ou une huile pour faciliter la glisse.

Exercices pour raffermir l'ovale du visage et lutter contre le double menton :
Le collier
- Placez les mains à la base du cou afin de retenir la peau du cou vers le bas.
- Luttez contre la traction des mains en levant délicatement la tête vers le ciel et en faisant la moue.
- Maintenez la position 5 secondes, puis relâchez et recommencez 5 fois.

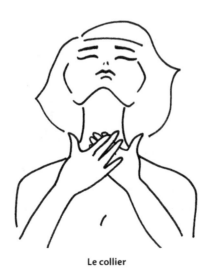

Le collier

Le bouledogue souriant

- La tête droite, avancez la mâchoire inférieure vers l'avant.
- Tentez de ramener votre lèvre inférieure vers le nez. Vous devez imiter le bouledogue et sentir votre menton se crisper.
- Souriez et maintenez la position 5 secondes, puis relâchez et recommencez 5 fois. (Cet exercice est très drôle à faire en voiture !)

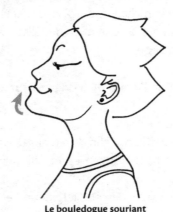

Le bouledogue souriant

L'émetteur

- Placez les paumes de vos mains de part et d'autre de la mâchoire inférieure.
- Serrez les dents. Vous devez sentir les muscles de la mâchoire se contracter sous vos mains.
- Les dents serrées et les mains plaquées vers l'arrière sur les mâchoires, tentez de prononcer la lettre « i ». Vous émettrez un son incompréhensible mais vos lèvres s'entrouvriront et votre menton se contractera en repoussant vos paumes. Répétez 5 fois pendant 5 secondes.

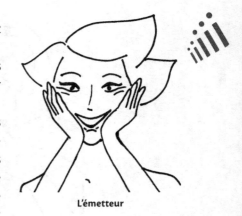

L'émetteur

Exercices pour raffermir les joues et les bajoues :
La trompette
- Placez votre index plié devant votre bouche comme pour former un petit embout de trompette.
- Soufflez de toutes vos forces dans la trompette imaginaire en gonflant les joues. Expirez au maximum puis relâcher avant de recommencer 5 fois.

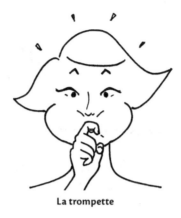

La trompette

Le gros bonbon
- Relâchez puis gonflez successivement une joue, et puis l'autre.
- Faites passer l'air d'une joue à l'autre lentement. Répétez 5 fois 5 secondes.

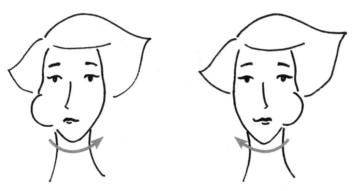

Le gros bonbon

La pince

- Placez le pouce et l'index dans votre bouche et écartez les joues avec les doigts comme pour faire une grimace.
- Tentez de refermer la bouche tout en maintenant le pouce et l'index fortement écartés. Vous devez sentir la résistance et répéter la traction 5 fois 5 secondes.

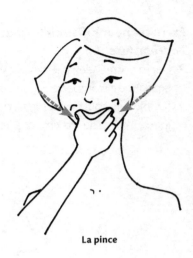

La pince

Exercices pour rehausser les pommettes :
Le fantôme

- Placez vos index horizontalement sur les os saillants des pommettes en les pressant légèrement vers le bas.
- Ouvrez la bouche et prononcez un « o » grave tout en veillant à couvrir les dents avec les lèvres bien plaquées contre celles-ci.
- Tentez de sourire tout en gardant la pose et en prononçant le « o ». Vous devez sentir un très faible muscle soulever vos index. Maintenez 5 secondes et recommencez 5 fois.

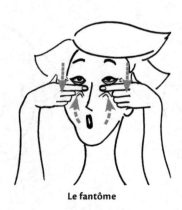

Le fantôme

Chapitre 6 • Les urgences : soigner et réparer les petites imperfections

Découvrez en vidéo un exercice exclusif pour gommer les rides du sillon naso-génien

Rendez-vous sur :

http://tinyurl.com/slow-cosmetique-videos

Abonnez-vous à la chaîne YouTube « Julien Kaibeck ».

Exercices pour raffermir les paupières et la patte-d'oie :
Le hibou
- Placez vos index sous les sourcils et vos pouces sur l'os inférieur des yeux. Écartez les doigts pour tendre les paupières vers le haut et vers le bas.
- Contre la résistance de vos doigts écartés, tentez de fermer les paupières en forçant un peu. Les paupières tremblent un peu sous la traction. Elles se musclent.
- Maintenez les yeux fermés aussi longtemps que possible avant de relâcher. Recommencez 5 fois et reposez ensuite les yeux fermés en y posant vos paumes.

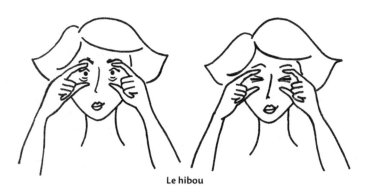

Le hibou

Exercices pour lisser les rides du front :
Le penseur
- Placez le bout de vos doigts en haut du front, juste en dessous de la naissance des cheveux, et tirez la peau vers le haut (illustration 1).
- Contre la résistance de vos doigts, tentez de baisser les sourcils en regardant vers le bas mais sans plisser les yeux (illustration 2).
- Maintenez la pression 20 secondes environ, puis recommencez cinq fois. Attention à ne pas contracter la ride du lion entre les sourcils.

Si vous avez des rides verticales naissantes sur le front, pratiquez le même exercice mais en étirant les doigts posés de part et d'autre du front.

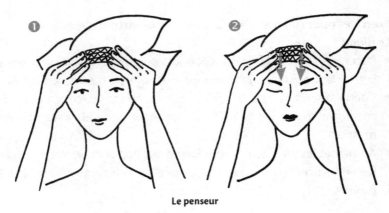

Le penseur

Comment bien pratiquer la gym faciale ?

Attention ! La gymnastique faciale est efficace à condition que les exercices soient pratiqués très régulièrement et correctement. Il est important, par exemple, de ne pas plisser ou abîmer d'autres parties du visage lorsqu'on travaille une zone en particulier. Il serait dommage en effet de créer des rides à un endroit en voulant les atténuer à un autre. Vous trouverez sur le blog *www.lessentieldejulien.com* des vidéos qui vous expliquent en détail les bons gestes.

Chapitre 6 • Les urgences : soigner et réparer les petites imperfections

Découvrez comment atténuer le double menton et lifter le visage en vidéo avec Julien

Rendez-vous sur :

http://tinyurl.com/slow-cosmetique-videos

Abonnez-vous à la chaîne YouTube « Julien Kaibeck ».

QUEL SOIN POUR LA PEAU MATURE ?

Les peaux matures sont à la recherche de soins ciblés pour atténuer les signes du temps. Avec l'âge, la peau est moins bien hydratée, elle perd de son élasticité, se tache et devient rugueuse. Si vous avez lu ce livre jusqu'ici, vous aurez compris que, par définition, tout produit hydratant et protecteur est anti-âge. Il existe néanmoins des ingrédients plus ciblés. Il s'agit des huiles riches en acides gras complexes, en vitamines et en antioxydants.

Ces huiles peuvent d'ailleurs se consommer tous les jours en tant que complément alimentaire pour bénéficier de leurs apports nutritionnels et lutter contre le vieillissement cellulaire. Comptez par exemple 1 cuillère à café d'huile de rose musquée par jour pour un apport intéressant en acides gras oméga 3. Pensez aussi aux huiles d'onagre, de périlla et de cameline pour une peau plus jeune.

Pour se concocter des soins du visage anti-âge naturels et très efficaces, on aura recours aux huiles les plus riches que l'on aromatisera avec des huiles essentielles astringentes. **Les huiles végétales particulièrement indiquées pour le soin des peaux matures et ridées sont : l'onagre, la bourrache, le son de riz, la cameline, la rose musquée, l'argan, le germe de blé.** Consultez aussi la liste des huiles végétales en annexe pour plus de détails (voir p. 233).

Les huiles essentielles les plus indiquées pour la peau mature sont en fait de bonnes astringentes et raffermissantes à la fois. Consultez la liste des huiles essentielles en annexe pour plus de détails (voir p. 239).

Notons que les essences de citron et de pamplemousse sont reconnues pour leur capacité à préserver l'élasticité de la peau mais elles sont photosensibilisantes et doivent donc être dosées à moins de 0,5 % des formules utilisées (soit pas plus de 1 goutte d'essence par cuillère à soupe de produit).

Sérum anti-âge liftant
Peaux matures et ridées

Pour 30 ml de sérum environ

Dans un flacon en verre ambré de 30 ml, versez successivement :
- 2 cuillères à soupe d'huile d'argan
- 1 grosse cuillère à soupe d'huile de rose musquée
- 2 gouttes d'huile essentielle de pamplemousse
- 5 gouttes d'huile essentielle de ciste ladanifère
- 5 gouttes d'huile essentielle de géranium rosat ou de rose de Damas si votre portefeuille le permet

Appliquez ce sérum matin et soir sur le visage soigneusement nettoyé. Vous pouvez ensuite appliquer votre crème de jour ou de nuit (mais il est facultatif d'appliquer systématiquement une crème sur le visage, comme expliqué au chapitre 5).

Gommage visage anti-âge au bicarbonate et citron

Peau mature, dès 25 ou 30 ans. Jamais en cas d'acné.

Pour un seul gommage

Dans un bol, mélangez :
- 1 cuillère à café de bicarbonate de soude alimentaire. Son grain fin va « lisser » les rides
- 1 cuillère à café d'huile d'argan ou de carotte si vous avez le teint terne.
- 3 gouttes d'huile essentielle de citron zeste. Pour une action détox et anti-tache

Massez la pâte obtenue très doucement, sans appuyer, sur chaque ride et/ou chaque tache. Faites le longtemps (2 minutes au moins pour tout le visage). Rincez ensuite à l'eau tiède et massez votre sérum anti-âge ou votre crème. À faire 1 à 2 fois par semaine pour lutter contre les rides et les taches.

Peau mature : massage indispensable !

Si vous avez plus de 30 ans, massez-vous quotidiennement le visage. Pour un geste slow, faites-le avec beaucoup de douceur et prenez votre temps. Un massage du visage de 2 longues minutes lors de l'application de votre soin de jour ou de nuit est un des secrets d'une peau jeune et moins ridée. C'est aussi un grand moment de plaisir si votre soin est légèrement aromatisé aux huiles essentielles. Les peaux matures en redemandent ! Voyez le chapitre 5 en p. 128 pour bien appliquer votre soin quotidien et essayez les exercices des p. 163 à 168.

Couperose, rougeurs, acné rosacée et varicosités

Les peaux sensibles connaissent bien le problème des rougeurs qui apparaissent en cas de changement brutal de température ou à la moindre émotion. Au fil du temps, certains vaisseaux sanguins qui se dilatent et se rétractent sont fragilisés et deviennent apparents. C'est ce qu'on appelle la couperose. L'apparition de petits vaisseaux sanguins rosés, rouges ou violacés est donc liée à une faiblesse vasculaire qui est hélas héréditaire.

Heureusement, on peut agir sur la couperose préventivement en protégeant au maximum la peau des changements de température, des excitants et des agressions externes. On peut aussi faire confiance à certaines huiles essentielles astringentes ou antihématomes qui ont la capacité de renforcer les vaisseaux sanguins. Les huiles essentielles les plus utiles en cas de couperose sont l'hélichryse italienne, le cèdre, le cyprès, le patchouli, la carotte et le ciste ladanifère. Consultez la liste des huiles essentielles en annexe pour plus de détails (voir p. 239).

Lorsque la fragilité capillaire provoque une rupture des vaisseaux sanguins et une inflammation accompagnée de boutons, on parle d'acné rosacée. Cette pathologie est très différente de l'acné traditionnelle et on la traite en aromathérapie avec des huiles essentielles anti-inflammatoires et astringentes. La camomille, la tanaisie et l'eucalyptus citronné sont des huiles essentielles à privilégier dans ce cas. Consultez un dermatologue ouvert aux soins naturels.

En cas de peau si fragile, le choix des huiles végétales est également très important et doit se porter sur la calophylle, le calendula, le millepertuis, l'arnica ou le jojoba.

Sérum antirougeurs
Peaux sensibles et couperosées

Pour 30 ml de sérum environ

Dans un flacon en verre ambré de 30 ml, versez successivement à l'aide d'un entonnoir :
- 3 cuillères à soupe d'huile de calophylle, de jojoba ou de calendula, ou idéalement un mélange des 3
- 6 gouttes d'huile essentielle d'hélichryse italienne
- 4 gouttes d'huile essentielle de cyprès
- 6 gouttes d'huile essentielle de tanaisie ou de camomille noble ou allemande (matricaire)

Appliquez 3 grosses gouttes de ce sérum matin et soir sur les zones marquées par la couperose et massez tout doucement pour faire pénétrer. Si vous avez utilisé la tanaisie ou la camomille allemande, votre sérum sera verdâtre car ces huiles essentielles sont colorées. Tant mieux, car la couleur verte lutte esthétiquement contre l'aspect rouge de la couperose. Pas de panique, ce sérum très pénétrant ne tache pas votre peau. Vous pouvez appliquer votre soin de jour par-dessus (optez alors pour une crème couvrante certifiée bio).

Pellicules

Les pellicules sont un problème très répandu qui concerne aussi bien les hommes que les femmes. C'est au niveau du cuir chevelu que cela se passe. Il peut s'agir d'une forme bénigne d'eczéma, associée à un prurit incessant. Les gratouilles causent alors des pellicules dites « sèches ». Parfois, c'est la trop forte production de sébum qui est en cause, et dans ce cas apparaissent parfois des bactéries ou des mycoses sans gravité qui démangent elles aussi et provoquent l'apparition de pellicules « grasses ». Dans les deux cas, le but des soins cosmétiques sera d'apaiser le cuir chevelu en l'hydratant, de réguler la production sébacée et d'assainir la peau.

« *Bain* » *capillaire*
Cheveux à pellicules

Le « bain » capillaire consiste à enduire le cuir chevelu d'une huile végétale avant un shampooing pour le traiter. En cas de pellicules sèches ou grasses, on peut avoir recours à un « bain » du cuir chevelu avec de l'huile de jojoba ou de l'huile de nigelle. À faire 1 à 2 fois par semaine. Le jojoba hydrate, apaise la peau et régule le flux sébacé. La nigelle assainit et apaise. Il est possible de mélanger les deux huiles à parts égales ou d'alterner l'application de l'une et de l'autre.

La méthode :
Frictionnez tout simplement l'équivalent de 1 à 3 cuillères à soupe d'huile sur votre cuir chevelu et laissez poser au minimum 2 heures, idéalement toute la nuit (veillez alors à protéger votre taie d'oreiller). Rincez le matin avec un shampooing adapté. Cette méthode convient à tous, de l'adolescence à la maturité en passant par la grossesse.

Shampooing antipellicules
Cheveux à pellicules

Pour 100 ml de shampoing environ

Dans 95 ml de base lavante neutre lauréate de la Mention Slow Cosmétique, ou de shampooing certifié bio sans parfum, ajoutez :
- 1 cuillère à café d'huile de jojoba
- 10 gouttes d'huile essentielle d'ylang-ylang ou de camomille noble au choix
- 10 gouttes d'huile essentielle de romarin à verbénone
- 10 gouttes d'huile essentielle de lavande vraie

Agitez le shampooing avant chaque utilisation.

Si vous avez les cheveux très gras, remplacez l'huile essentielle de lavande vraie par de l'essence de citron. Cela rendra votre shampooing plus liquide mais n'altérera pas son efficacité.

Si vous souffrez de démangeaisons vraiment très intenses, remplacez l'huile essentielle de romarin par de la menthe poivrée, mais évitez alors soigneusement le contact avec les yeux !

Attention, ce type de shampooing aux huiles essentielles peut s'utiliser tous les jours mais ne convient pas à la femme enceinte.

Cheveux fragiles et cassants
Les cheveux secs ou cassants peuvent être nourris et fortifiés 1 fois par semaine environ avec des soins aromatiques adaptés.

D'une part, on vise à **redensifier le cheveu** en le gainant grâce à des corps gras capables de lisser la kératine du cheveu et de la rendre moins friable. L'huile de jojoba, l'huile d'avocat et le beurre de karité permettent d'apporter aux cheveux fragiles la force et la souplesse qui leur font défaut. Pratiquer un bain capillaire tel que décrit précédemment est d'ailleurs également bénéfique en cas de cheveux secs.

D'autre part, on cherche à **activer la circulation sanguine** au niveau du cuir chevelu de façon à mieux irriguer la racine du cheveu et à rendre la pousse plus harmonieuse ou plus forte. Les huiles essentielles d'épinette noire, de cannelle et d'ylang-ylang permettent cette stimulation.

Soin spécial tonus capillaire
Cheveux secs et cassants

Pour une seule application

Dans un bol, mélangez à la fourchette :
- 2 cuillères à soupe rases de beurre de karité ramolli
- 1 cuillère à soupe d'huile de jojoba
- 1 cuillère à soupe d'huile d'avocat
- 5 gouttes d'huile essentielle d'épinette noire
- 5 gouttes d'huile essentielle d'ylang-ylang
- 1 *seule* goutte d'huile essentielle de cannelle

Une fois le mélange homogène, appliquez le baume obtenu sur la chevelure, des racines jusqu'aux pointes. Massez le cuir chevelu quelques instants puis frottez les pointes sèches entre vos mains. Enveloppez votre tête d'une serviette préalablement chauffée et laissez poser 20 minutes au minimum. Vous pouvez aussi laisser ce soin agir toute la nuit si vous avez la patience. Rincez ensuite avec un shampooing slow ou bio. Deux shampooings seront certainement nécessaires.

Appliquer de l'huile de jojoba ou d'avocat sur la chevelure **avant** un shampooing permet de transformer le shampooing en soin traitant. Les cheveux secs, frisés ou cassants apprécieront tout particulièrement. Ceux qui perdent trop de cheveux aussi !

Huile avant-shampooing fortifiante
Cheveux secs et cassants

Pour une seule application

Dans un bol, mélangez à la fourchette :
- 3 cuillères à soupe d'huile de jojoba ou d'avocat
- 5 gouttes d'huile essentielle d'épinette noire
- 2 gouttes d'huile essentielle d'ylang-ylang

Massez la chevelure avec l'huile aromatisée et tonifiez bien le cuir chevelu en le malaxant du bout des doigts. Laissez poser l'huile sur la tête une dizaine de minutes puis appliquez votre shampooing comme d'habitude avant de rincer soigneusement.

Chute de cheveux

Il y a chute de cheveux et chute de cheveux. L'alopécie androgénique est due à l'action des hormones et n'est pas contrôlable avec les cosmétiques. De même, les chutes de cheveux liées à la prise de médicaments sont assez rarement évitables avec des produits de beauté. Et pourtant, les cosmétiques qui vous promettent de ralentir la chute voire de la stopper net sont très nombreux. Ne vous y trompez pas ! Mises à part les préparations pharmaceutiques (Minoxidil®, etc.), peu de choses peuvent réellement freiner une chute de cheveux durablement.

Quand on est slow, on consulte donc d'abord un spécialiste afin de recevoir un traitement approprié et on le suivra scrupuleusement pour ne pas être déçu. Néanmoins, on adopte quelques gestes naturels pour activer la circulation sanguine au niveau des follicules pileux et ralentir la chute.

Les bons gestes slow en cas de chute de cheveux

- À chaque shampooing, massez soigneusement le cuir chevelu avec le bout des doigts. L'idéal est de parvenir à rendre le cuir chevelu très souple et très mobile. Vous pouvez pratiquer le massage pendant le shampooing avec le détergent utilisé, mais aussi utiliser un peu d'huile végétale d'argan ou la recette ci-dessus pour le faire *avant* le shampooing. Le massage doit être doux, mais profond. Des mouvements circulaires effectués avec la pulpe des doigts sont les plus recommandés. Rien ne sert de frotter vigoureusement. Le but est bien d'activer la circulation sanguine et d'assouplir le cuir chevelu.
- Si vous ne faites pas un shampooing tous les jours, massez-vous quotidiennement le cuir chevelu à sec pendant 5 minutes. Vous pouvez vaporiser sur la chevelure un peu d'hydrolat de lavande ou de romarin pour faciliter ce massage et humidifier la tête.
- En complément, ajoutez au shampooing des huiles essentielles réputées « rubéfiantes » ou stimulantes pour la pousse des cheveux. Ne dépassez jamais 3 gouttes d'huile essentielle à ajouter à la dose quotidienne de shampooing. Répartissez ces 3 gouttes au choix entre les huiles essentielles suivantes : pin sylvestre, épinette noire, ylang-ylang ou cannelle. Attention, une goutte *grand maximum* par shampooing pour la cannelle !

Cheveux blancs ou gris

Avant de vous jeter sur les colorations ou de foncer chez le coiffeur parce que vous avez aperçu des cheveux gris, envisagez calmement l'idée de ne rien faire. Parfois, une bonne coupe suffit à mettre en valeur les têtes blanches ou argentées... et c'est très slow !

Sinon, sachez qu'il est possible de se colorer les cheveux d'une façon très naturelle plutôt que de faire appel aux colorations chimiques.

Les colorations classiques vendues dans le commerce ou utilisées par les grandes marques de la coiffure contiennent des colorants (dont les très controversées amines aromatiques) qui sont susceptibles de provoquer des réactions allergiques sévères au niveau du cuir chevelu. En outre, le mode d'action des produits classiques est assez néfaste pour le cheveu. Le produit a pour but de faire entrer la couleur « à l'intérieur » de la fibre capillaire et il doit pour cela tout d'abord modifier sa structure. Un peu agressif, non ? Rappelons enfin que, comme tous les cosmétiques industriels conventionnels, les colorations capillaires contiennent beaucoup d'ingrédients synthétiques peu respectueux de l'environnement et de la peau en général.

Si vous êtes sensible à ces arguments, vous pouvez opter pour les produits de coloration naturels. Comment les reconnaître ? La plupart portent un label écologique (voir p. 69 pour reconnaître les labels bio), hélas ce n'est pas toujours une garantie suffisante de douceur et d'écologie. Vous pourrez les utiliser à la maison, mais la découverte est souvent plus heureuse chez un coiffeur professionnel dédié à la coloration végétale. Ils sont encore peu nombreux, mais cherchez-les sur Internet ou dans vos quartiers !

SHAMPOING SPÉCIAL CHEVEUX BLANCS OU GRIS.

Les cheveux blancs ou gris au naturel, c'est tendance ! Encore faut-il les garder bien brillants, et surtout pas jaunis... Voici les produits secrets à adopter : l'huile essentielle de matricaire ou camomille allemande (matricaria recutita), et l'hydrolat de la même plante.

Utilisation :
- 2 gouttes d'huile essentielle de matricaire dans une dose de shampoing neutre à chaque shampoing permet de lutter efficacement contre le jaunissement des cheveux blancs ou gris. C'est le fameux chamazulène qu'elle contient (une molécule toute bleue) qui ravive l'éclat du blanc, du gris et du blond aussi d'ailleurs.
- Pour plus d'efficacité, on rince aussi ses cheveux avec une eau aromatisée à l'hydrolat de matricaire. En dernier rinçage, on verse 3 à 5 cuillères à soupe d'hydrolat de matricaire dans un litre d'eau minérale et hop, on rince.

Peu de marques offrent des colorations 100% végétales. À titre d'exemple, étudiez les produits de la marque France'In Paris sur slow-cosmetique.com pour vous familiariser aux formules vraiment végétales. France'In est lauréate de la Mention Slow Cosmétique©.

> ### *Les bons gestes slow pour une coloration*
>
> - **Prenez le temps qu'il faut !** Si vous utilisez des colorations synthétiques depuis longtemps, il faudra prévoir un bon mois sans coloration avant de vous lancer. Sinon, votre cheveu réagira moins bien aux teintes naturelles. Lors de la coloration, prévoyez un temps de pause plus long que d'habitude (de 40 minutes à 2 heures environ). Faites appel à un coiffeur pour la première fois.
> - **Choisissez la bonne teinte, sans vouloir quelque chose d'uniforme.** Les teintures naturelles peuvent foncer les cheveux ou en modifier la couleur mais ne parviennent pas à éclaircir ou à blondir les cheveux plus foncés. Elles ne couvrent pas de façon uniforme les blancs non plus. Les teintes foncées sont obtenues grâce aux extraits de henné, de café, de noix, de chicorée ou de bois. Des reflets roux sont aussi possibles. Les blonds, plus rares, sont obtenus grâce à la camomille allemande, à la rhubarbe ou au tilleul.
> - **Profitez de ce soin !** Les colorations végétales sont de vrais soins pour les cheveux. La fibre capillaire est lissée et gainée, tout simplement. Les risques d'allergies sont vraiment très faibles en comparaison avec les produits synthétiques.

Cellulite et capitons

Les huiles essentielles combattent à merveille la cellulite car on peut en combiner plusieurs pour lutter contre tous les facteurs responsables de cette disgrâce. Certaines huiles essentielles sont capables de « casser » les graisses car elles contiennent des cétones ou des molécules lipolytiques. Les plus efficaces sont le romarin à verbénone, l'hélichryse, la sauge officinale, le citron et le pamplemousse. D'autres huiles essentielles activent la circulation veineuse et permettent un réel « déstockage », voire un drainage. On retient dans cette catégorie les huiles essentielles de cèdre, de cyprès, d'hélichryse et de patchouli. Enfin, la cellulite la plus grave étant inflammatoire, on ajoute à la trousse de secours des huiles essentielles réputées pour leur action contre l'inflammation. On pense ici à l'eucalyptus citronné, à la lavande ou au lavandin et à la camomille noble ou allemande. Le secret consiste à combiner trois ou quatre huiles essentielles dans une huile végétale adaptée afin d'obtenir une huile de massage que l'on appliquera matin et soir sur les zones à traiter. Attention, le massage fait partie intégrante de la prescription beauté et doit être très énergique.

Huile de massage anticellulite
Peaux cellulitiques

___

Pour 100 ml d'huile environ

Dans un flacon en verre ou en plastique ambré de 100 ml, mélangez successivement :
- 4 cuillères à soupe d'huile végétale de calophylle
- 5 cuillères à soupe d'huile végétale de noisette
- 30 gouttes d'huile essentielle d'eucalyptus citronné, ou à défaut de camomille ou de lavandin
- 50 gouttes d'huile essentielle d'hélichryse
- 50 gouttes d'huile essentielle de cyprès
- 40 gouttes d'essence de pamplemousse

Matin et soir, massez avec cette huile très aromatisée les fessiers, le haut des cuisses ou les hanches si nécessaire. Effectuez des pincements doux et des mouvements circulaires pendant 3 minutes sur chaque zone. Lavez-vous soigneusement les mains ensuite.

La peau sera plus lisse et plus ferme après une semaine environ. Dans la plupart des cas, on notera une réelle fonte des amas graisseux après 4 semaines si l'on accompagne le traitement d'un petit régime drainant et d'exercices (marche et natation).

Attention, cette huile de massage très concentrée en huiles essentielles ne convient pas aux femmes enceintes. Usage local uniquement. Évitez le soleil dans les 12 heures qui suivent.

Cernes et poches sous les yeux

La plupart du temps, les cernes autant que les poches sous les yeux ont une origine vasculaire. Ce sont là les résultats d'une mauvaise circulation sanguine au niveau de la très fragile zone du contour de l'œil. Les poches sous les yeux sont toujours le signe apparent d'une mauvaise élimination des déchets et d'éventuelles cellules graisseuses. Les cernes bleutés sont le signe d'une faible oxygénation des tissus.

Dans les deux cas, on peut faire appel à des huiles végétales et à des huiles essentielles pour tonifier les capillaires sanguins et relancer la circulation. L'huile de calophylle est une base incontournable pour les soins du contour de l'œil car elle active la microcirculation. Alliée aux huiles essentielles d'hélichryse et de camomille allemande, elle fera des miracles. Attention, on doit être très prudent en appliquant un soin aromatisé près des yeux. Si l'on souhaite utiliser des huiles essentielles, il ne faudra jamais dépasser un dosage maximal de 0,5 % de la formule (soit 1 seule goutte d'huile essentielle pour 1 cuillère à soupe d'huile végétale). Dans le même esprit, on utilisera toujours très peu de produit et on évitera de l'appliquer trop près du bord des cils car en position couchée le produit pourrait alors pénétrer l'œil et l'irriter.

Notons que si l'on souffre de cernes foncés, plus souvent rencontrés en cas de peau mate ou métissée, aucun cosmétique ne peut hélas améliorer l'aspect de la peau et il faudra faire appel au maquillage (les fameux anticernes qui camouflent et éclaircissent la paupière).

Sérum anticernes et antipoches
Tous types de peau

Pour 20 ml de sérum environ

Dans un flacon en verre ambré de 20 ml, versez successivement à l'aide d'un petit entonnoir :
- 1 cuillère à soupe d'huile de calophylle
- 1 cuillère à soupe d'huile de jojoba ou, mieux, de son de riz
- 2 gouttes d'huile essentielle d'hélichryse

Matin et soir, versez sur votre index une seule goutte du mélange et frottez vos index l'un contre l'autre avant de masser le contour inférieur de l'œil. Attention à ne pas mettre d'huile dans l'œil ! Une fois l'huile bien étalée, pratiquez un très léger massage avec l'index et le majeur. Le massage consiste à presser très légèrement l'index puis le majeur sur la paupière, comme pour imiter le mouvement d'une vague. Commencez par presser très légèrement le coin extérieur de l'œil avant de relâcher. Continuez les pressions-relâchements vers le coin interne de l'œil pour « drainer » la zone. Attention, soyez très délicat pour ne pas abîmer cette peau très fine et fragile. Il faut masser assez longuement la zone pour que le produit ait complètement pénétré. Séchez ensuite au mouchoir si nécessaire.

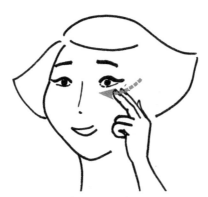

Le massage des yeux

Les **poches** sous les yeux peuvent aussi s'atténuer avec des trucs de grand-mère qui ont fait leurs preuves... Pommes de terre, glaçons et sachets de thé vert. Tout est dans votre cuisine !

Les astuces de grand-mère efficaces et bon marché contre les poches

- **Pomme de terre :** tranchez très finement une pomme de terre crue et pelée. Appliquez des demi-tranches sur les paupières inférieures humidifiées à l'eau et laissez poser 10 minutes environ.
- **Glaçons :** enrobez un gros glaçon dans un mouchoir en coton. Appliquez une crème grasse sur le contour de l'œil et passez-y ensuite le glaçon enrobé dans un léger mouvement de va-et-vient. Le froid décongestionne et fait disparaître les poches !
- **Thé vert ou camomille :** faites infuser 2 sachets de thé vert ou de camomille dans de l'eau frémissante pendant 2 minutes environ. Retirez les sachets de l'eau et laissez-les refroidir au frigo. Appliquez ensuite les sachets humides et froids sur les yeux fermés pendant 10 minutes environ. L'infusion de camomille est efficace contre les poches, le thé vert semble donner de bons résultats sur les cernes également.

Chapitre 6 • Les urgences : soigner et réparer les petites imperfections

Fiche slow n° 4

COMMENT LUTTER CONTRE LES IMPERFECTIONS ?

Faites le test ! Avez-vous adopté les gestes de beauté slow ?

Les bons gestes pour une peau en bonne santé

Ça, c'est slow	Ça, ce n'est pas slow
Savoir que tout produit appliqué sur la peau peut causer une allergie sans gravité et consommer les huiles végétales et essentielles en confiance mais avec discernement.	Croire que toutes les huiles essentielles et les extraits de plantes sont de puissants allergisants et jeter le bébé avec l'eau du bain (au sens figuré, bien sûr).
Se constituer une trousse aromatique d'urgence avec quelques huiles essentielles soigneusement sélectionnées (Mention Slow Cosmétique® si possible)	Avoir un produit cosmétique pour chaque problème de peau, et n'en utiliser que la moitié avant de le jeter et de passer à un autre traitement « encore mieux ».
Aimer sa peau telle qu'elle est, faire la paix avec soi-même et accepter de la voir évoluer au fil des jours.	Voir sa peau comme une ennemie, vouloir à tout prix la maîtriser et penser que les produits cosmétiques les plus chers sont là pour ça.
Faire de la gym faciale chaque jour pour muscler le visage et le garder jeune plus longtemps. Masser le visage tous les jours.	Penser que les crèmes antirides sont capables de regonfler la peau de l'intérieur et de maintenir intact l'ovale du visage.
Respecter ses cheveux avec des ingrédients naturels et réparateurs.	Opter pour une coloration chimique ou, pire, éclaircir les cheveux. Changer la texture des cheveux avec une permanente ou un lissage. Changer tout, tout le temps.

→

Fiche slow n° 4

Les réactions d'urgence, sans stress

Ça, c'est slow	Ça, ce n'est pas slow
Ne pas paniquer à l'apparition du moindre bouton. Savoir que cela passera en quelques jours et appliquer une huile essentielle si besoin.	Penser que l'on souffre d'acné au moindre bouton et le triturer avec les doigts avant de décaper la peau à l'alcool ou au dentifrice puis d'aller voir trois dermatologues à la suite.
Soigner son acné en douceur en régulant le flux sébacé avec de l'huile de jojoba et/ou de nigelle appliquée après un nettoyage doux à l'argile et à l'hydrolat.	Penser que l'acné c'est sale et qu'il faut nettoyer la peau au savon et à la lotion alcoolisée avant d'appliquer une crème ultralégère.
Apaiser la peau sèche ou abîmée par de l'eczéma avec de l'huile végétale de calendula, de millepertuis, de bourrache ou d'onagre.	Exiger immédiatement un traitement à la cortisone à la moindre plaque d'eczéma.
Lutter contre les pellicules en apaisant le cuir chevelu avec des huiles végétales adaptées et éventuellement des huiles essentielles assainissantes ou antiprurit.	Utiliser un shampooing « antipelliculaire » qui fait son effet quelques heures et se rendre compte que cela fait trois ans qu'on utilise un tel shampooing sans résultat durable.
Atténuer les poches sous les yeux grâce à une bonne hygiène de vie et quelques trucs malins (une huile, un massage, un glaçon…).	Penser qu'un peu de caféine et de pétrole dans un anticernes avec stylo applicateur en plastique, ça fait des miracles
Rire quand un cheveu gris apparaît et privilégier une bonne coupe ou une coloration naturelle.	Blondir ses cheveux si on est brun, et si possible avec une coloration bon marché toute synthétique

Chapitre 7
Le plaisir : se parfumer, se maquiller et séduire

La Slow Cosmétique© n'implique pas forcément de renoncer au plaisir de se maquiller, de se parfumer ou de modifier son aspect extérieur pour plaire. Certes, les produits de maquillage et les parfums conventionnels sont parmi les plus synthétiques qui soient. Chimiques à outrance, les fonds de teint et les rouges à lèvres présentent souvent des formules très décevantes et vraiment peu écologiques. Seules quelques marques rares sont dignes de la Mention Slow Cosmétique©, mais elles existent !

Il ne faut pas renoncer au plaisir d'utiliser des produits de maquillage ou des parfums car le plaisir est une notion importante pour les adeptes de la Slow Cosmétique©.

Vous avez dit plaisir ?

Comme nous l'avons vu dans la première partie du livre, la cosmétique nous fait rêver et il est important de garder à l'esprit cette dimension lorsqu'on consomme la beauté. Le rêve associé à la cosmétique conventionnelle induit le plaisir. Plaisir de se chouchouter avec des produits divinement parfumés, plaisir d'utiliser la même eau de toilette qu'une star qu'on admire, plaisir de voir son regard s'illuminer sous le fard… Tout cela fait du bien au moral et c'est précieux.

Vous avez remarqué que votre crème de jour favorite à 180 euros est pleine de pétrole ? Qu'à cela ne tienne, vous pouvez toujours l'utiliser de temps à autre à condition que vous soyez conscient que vous l'achetez uniquement pour le glamour qu'elle vous offre. C'est alors la grande marque ou l'emballage précieux que vous achetez, comme quand vous vous offrez une œuvre d'art.

Si néanmoins vous êtes déjà un véritable adepte de la Slow Cosmétique©, vous n'achèterez plus jamais de produits synthétiques. En consommant des produits certifiés naturels ou faits maison, vous pourrez quand même préserver la notion de plaisir. **L'idée est en effet de conserver la plupart des gestes de beauté destinés à l'amélioration de votre aspect, sans nuire à la planète. C'est ce que ce chapitre vous propose.**

Tout cela est possible si l'on accepte de faire évoluer sa propre notion de plaisir. En effet, cette notion s'exprimera parfois un peu différemment…

Convaincu(e), vous prendrez un réel plaisir à vous masser le visage, à fabriquer un soin sur mesure à la maison, à le parfumer avec des huiles essentielles, à le filtrer ou à le conserver plusieurs jours au frigo pour qu'il exprime toutes ses qualités.

Vous pouvez aussi prendre du plaisir dans la simplicité. À quand remonte votre dernier bain de mer ? Vous souvenez-vous du frisson agréable de l'eau salée sur votre peau ? Et quand avez-vous marché pieds nus dans le sable ou sur l'herbe fraîche ? Le secret du plaisir associé aux soins cosmétiques est la stimulation des sens. Dans cet esprit, respirer l'arôme naturel et intense d'une huile essentielle est déjà un geste très slow pour une beauté naturelle mais source de plaisir.

LE PLAISIR DE SE PARFUMER AU NATUREL
Les parfums et les eaux de toilette
Il est désolant de constater que nos parfumeries et grands magasins sont aujourd'hui remplis de fragrances purement synthétiques. Il n'existe pratiquement plus aucune eau de toilette ou parfum qui soit encore formulé à partir

d'essences purement naturelles. On vous parle d'un nouveau parfum à la bergamote, au cèdre, à la vanille ou à l'iris ? Hélas non ! Toutes les fragrances de la dernière génération sont obtenues grâce à la chimie de synthèse. La majorité des parfums de grandes marques contiennent des phtalates. Le lien avec la nature est vraiment très ténu. Et si vous ajoutez à cela que les parfums sont aujourd'hui emballés dans des flacons rivalisant d'originalité, alliant dorures bling-bling et matières plastiques teintées dans la masse, vous comprendrez aisément que le marketing a pris le dessus. Les écologistes en prennent pour leur grade !

Les eaux de toilette « bio » existent. Certaines sont même lauréates de la Mention Slow Cosmétique©. Elles sont pour la plupart formulées à base d'alcool naturel, de glycérine végétale et d'huiles essentielles. Elles ne sont ni plus ni moins allergisantes que les parfums classiques. Leur tenue est-elle moins bonne ? Oui, mais elles nous garantissent ne contenir aucun phtalate, colorant ou musc synthétique nitré réputés toxiques pour la santé. Retenez que les parfums naturels peuvent être utilisés pour se parfumer les cheveux et les vêtements, même plusieurs fois par jour. C'est une façon toute simple de s'assurer un agréable sillage olfactif tout au long de la journée.

Si vous ne trouvez pas votre bonheur dans le commerce (ou sur slow-cosmetique.com auprès d'un producteur du réseau slow), il est très facile de se fabriquer un parfum aux huiles essentielles à la maison. On utilise pour cela de la vodka, une base alcoolisée très pratique pour les parfums ou les déodorants. Choisissez une vodka blanche non odoriférante que vous trouverez en supermarché. Inutile de dépenser des fortunes. Pour bien disperser les huiles essentielles dans l'alcool, il vous faudra aussi de la glycérine végétale. Vous la trouverez chez votre droguiste ou sur commande chez votre pharmacien pour un prix très modique. On en trouve aussi sur les sites Internet de cosmétiques maison.

> ### *Comment savoir si mon parfum préféré est synthétique ?*
>
> Difficile ! Contrairement à tous les autres cosmétiques, les parfums et les eaux de toilette ne mentionnent pas sur leur emballage leur composition détaillée. On lira tout au plus qu'on y trouve de l'alcool dénaturé et du « parfum ». C'est le secret industriel qui impose cela pour protéger les précieuses compositions des fragrances de luxe.
>
> Si votre parfum ne porte pas de label écologique ou bio, vous pouvez être quasi certain qu'il contient des phtalates pour rendre l'alcool impropre à la consommation ainsi que des fragrances synthétiques (dont les muscs nitrés ou polycycliques). Les phtalates sont réputés être des perturbateurs endocriniens. Les muscs synthétiques sont retrouvés dans le sang ou le lait maternel... À vous de voir si vous voulez encore jouer les madones poudrées ou si vous préférez tenter l'expérience des eaux de toilette naturelles.

QUELLES HUILES ESSENTIELLES POUR UN PARFUM RÉUSSI ?

Un parfum maison doit se construire comme un parfum classique. On marie toujours des notes de fond, des notes de cœur et des notes de tête.

Pour le dosage, comptez toujours entre 80 et 100 gouttes d'huiles essentielles pour 100 ml de parfum au total.

Ainsi par exemple pour un parfum aux senteurs délicates d'agrumes, on répartit dans 90 ml de vodka, 30 gouttes d'huile essentielle de cèdre pour la note de fond, 40 gouttes d'huile essentielle de néroli pour la note de cœur et 30 gouttes d'essence de pamplemousse ou de citron pour la note de tête (voir ci-dessous les huiles essentielles avec leur utilisation adaptée).

Une fois que vous avez compris cela, vous pouvez marier jusqu'à 6 huiles essentielles entre elles. C'est là le maximum. Peu importe la répartition. On a plutôt tendance à utiliser plusieurs huiles essentielles pour les notes de tête que l'on sent en premier, et à ne pas dépasser 2 ou 3 huiles essentielles pour les notes de fond et de cœur réunies.

Pour varier les plaisirs, on peut aussi utiliser des extraits hydroalcooliques de fruits ou des teintures mères (vanille, mandarine, café, etc). Ces produits se trouvent en herboristeries ou sur Internet. Les fragrances de ces extraits aromatiques sont plus gourmandes que celles des huiles essentielles. On les dosera comme des huiles essentielles, goutte à goutte.

Voici quelques exemples d'huiles essentielles adaptées pour la fabrication de parfums maison :
- **Huiles essentielles adaptées aux notes de fonds :** les « bois » et les molécules « lourdes ». Exemples : bois de rose, bois de Hô, épinette noire, sapin baumier, cèdre de l'Atlas, cyprès, ciste ladanifère, ylang-ylang, cannelle, genévrier… La teinture de benjoin ou l'absolue de vanille conviennent aussi parfaitement mais ce ne sont pas des huiles essentielles à proprement parler.
- **Huiles essentielles adaptées aux notes de cœur :** les « fleurs » et les « feuilles ». Exemples : lavande vraie, lavandin, camomille, géranium, lemongrass, palmarosa, ciste ladanifère, ylang-ylang, néroli, petit grain bigarade, rose de Damas, romarin, sauge, mélisse officinale, menthe verte, angélique ou verveine citronnée… On ajoute à cette liste les extraits hydroalcooliques de coco, de café ou de fruits rouges.
- **Huiles essentielles adaptées aux notes de tête :** les essences d'agrumes ou les « hespéridées ». Exemple : orange douce, citron, mandarine, pamplemousse, litsée citronnée, lemongrass, palmarosa, néroli…

Vous aurez noté que certaines huiles essentielles sont à la fois adaptées aux notes de cœur et aux notes de tête.

Eau de toilette personnalisée aux huiles essentielles

Pour 100 ml environ

Dans un joli flacon en verre de 100 ml (recyclez un flacon muni d'un embout spray), ajoutez successivement à l'aide d'un entonnoir :
- 10 cuillères à soupe de vodka environ
- 1 cuillère à café de glycérine végétale (en pharmacie, chez le droguiste ou sur Internet)
- 80 à 100 gouttes d'huiles essentielles au choix selon les indications décrites ci-dessus.

Refermez le flacon et agitez la préparation. Laissez reposer au réfrigérateur pendant 48 heures en agitant le flacon plusieurs fois par jour pour bien répandre les arômes dans l'alcool.

Plus vous laissez reposer, plus le parfum s'exprime. Si après quelques jours le parfum vous semble trop fort, vous pouvez ajouter une petite quantité d'eau minérale à la préparation et laisser reposer à nouveau.

Utilisez cette eau de toilette aromatique sur la peau, les cheveux ou les vêtements. Évitez toutefois de vaporiser sur des vêtements clairs ou fragiles.

Un parfum raté n'est pas perdu !

Si vos premiers parfums ne vous conviennent pas, n'hésitez pas à les utiliser alors en tant que parfums d'ambiance pour embaumer la maison en les vaporisant dans les coins des pièces à vivre ou sur le dessus des portes.

Soyez très prudent avec les huiles essentielles. Testez votre parfum sur une petite surface de l'épaule ou du bras avant de l'utiliser quotidiennement.

Les parfums solides

Une façon très slow et très facile de se parfumer est d'utiliser une concrète de parfum solide. Les concrètes de parfum peuvent s'emporter partout et se présentent sous la forme de baumes solides à appliquer au doigt sur la base du cou, sur les poignets ou dans la nuque. Peu de marques en proposent mais on peut en fabriquer soi-même avec des beurres végétaux et des huiles essentielles.

Concrète de parfum aux huiles essentielles

Pour un pot de 10 ml environ

Faites fondre au bain-marie :
- 1 cuillère à café de beurre de karité
- 1 cuillère à café d'huile de jojoba ou d'amande douce
- ½ cuillère à café de cire d'abeille (quelques paillettes)

Retirez le mélange fondu du feu. Ajoutez avant la solidification les fragrances suivantes : 6 gouttes d'huile essentielle au choix pour la note de fond (exemple pour un parfum exotique : ylang-ylang), 6 gouttes d'huile essentielle au choix pour la note de cœur (exemple pour un parfum exotique : géranium bourbon), 6 gouttes d'essence d'agrume ou d'huile essentielle au choix pour la note de tête (exemple pour un parfum exotique : pamplemousse).

Versez le mélange encore liquide dans un petit pot en verre ou en plastique bien hermétique et laissez reposer au réfrigérateur 48 heures avant utilisation.

Notons que ce parfum solide se présente sous la forme d'un baume très dur. Il faudra donc y frotter le doigt pour le chauffer quelque peu avant application sur la peau en plusieurs touches.

Les déodorants

Les déodorants vendus dans le commerce sont très critiqués pour leurs formules soupçonnées d'être à la fois allergisantes, perturbatrices endocriniennes et même cancérigènes.

Le débat s'est surtout centré sur les sels d'aluminium, accusés de tous les maux, que l'on trouve dans les formules des produits antitranspirants. Même si la polémique demeure car beaucoup de zones d'ombres subsistent, il est aujourd'hui établi que les déodorants contenant une part trop importante d'aluminium sont dangereux pour la santé à long terme. Dans un rapport publié par ANSM (ex-Afssaps*) (agence française qui contrôle l'innocuité et la conformité des cosmétiques), il est établi qu'il y a des effets neurotoxiques ainsi que des effets sur les testicules et les spermatozoïdes observés chez l'animal après administration d'aluminium à dose répétée. Chez l'Homme, les effets néfastes tels que la neurotoxicité ou l'anémie ne sont connus que chez les insuffisants rénaux exposés de façon chronique à l'aluminium. Mais tout de même ! Parallèlement, une étude sur l'absorption cutanée de l'aluminium incite l'Agence à rappeler que l'aluminium est largement distribué à travers l'organisme, qu'il peut atteindre le cerveau et franchir la barrière placentaire. Son élimination rénale peut prendre plusieurs années. Tous ces éléments et bien d'autres ont fort heureusement incité les législations concernées à limiter la présence d'aluminium dans les formules. L'honneur est sauf ? Non, car l'aluminium et ses sels sont encore présents dans bon nombre de formules et les consommateurs sont ici placés face à leurs responsabilités alors qu'ils sont bien mal informés.

---

* Rapport d'évaluation Afssaps, octobre 2011 : « Évaluation du risque lié à l'utilisation de l'aluminium dans les produits cosmétiques. »

Si vous vous sentez l'âme slow, vous rejetterez les formules de déodorants pour lesquelles un doute subsiste. La présence d'aluminium ou de ses dérivés, de parabens ou de tout ingrédient chimique réputé douteux doit nous inciter à ne pas consommer le produit. En cas de doute, relisez la partie de cet ouvrage consacrée aux ingrédients chimiques (voir p. 47).

QUEL DÉODORANT CHOISIR ?

Dans la jungle des déodorants, il n'est pas aisé d'identifier facilement les formules inoffensives. En outre, très peu le sont réellement car même les formules les plus naturelles sont parfois allergisantes ou irritantes à cause de l'alcool ou des huiles essentielles qu'elles contiennent. Tout est donc une question de choix et de sensibilité personnelle.

Une première attitude slow consiste à ne plus jamais acheter un déodorant qui ne porte pas la Mention Slow Cosmétique©. Il y en a en spray, en roll-on ou même en stick solide sur slow-cosmetique.com. De cette façon, on évite déjà tous les ingrédients douteux.

Découvrez une recette de déodorant maison en vidéo avec Julien

Rendez-vous sur :
http://tinyurl.com/slow-cosmetique-videos
Abonnez-vous à la chaîne YouTube « Julien Kaibeck ».

Une deuxième attitude consiste à faire confiance aux trucs de grand-mère pour se prémunir des odeurs de transpiration, ou à se fabriquer un déodorant maison.

Astuces de grand-mère pour lutter contre la transpiration

- **Aromathérapie :** appliquez matin et soir sur les aisselles épilées ou rasées, une noisette de crème ou de lait pour le corps certifié bio, à laquelle vous aurez ajouté une goutte d'huile essentielle de palmarosa et une autre de géranium. Ce geste atténue la transpiration trop abondante car le géranium est astringent et le palmarosa assainit. À ne pas faire si vous êtes enceinte.
- **Bicarbonate :** frottez une pincée de bicarbonate de soude alimentaire sur les aisselles humides. Tamponnez ensuite à la serviette. Le bicarbonate est désagréable à l'application à cause des petits grains mais souverain pour atténuer la sudation et les mauvaises odeurs pendant des heures ! On peut aussi ajouter une goutte d'huile essentielle de géranium ou de laurier à une petite dose de bicarbonate dans la main pour parfumer la poudre.
- **Argile blanche :** appliquez avec la paume de la main un tout petit peu d'argile blanche, comme un talc, sur les aisselles propres et *bien sèches*. On trouve l'argile blanche en pharmacies et on peut également la parfumer à l'avance (voir la recette ci-dessous « poudre parfumée »).
- **Hamamélis :** l'hydrolat d'hamamélis (*Hamamelis virginiana*) ou « eau d'hamamélis » est une lotion très astringente qui resserre efficacement les pores et peut faire office de déodorant pour les personnes qui transpirent peu. On l'utilise aussi en phase aqueuse comme ingrédient pour les déodorants faits maison. Testez aussi l'hydrolat de menthe qui convient à tous et rafraîchit très bien.

Poudre parfumée déodorante
Tous types de peau

Pour 50 g environ (l'équivalent d'une grande salière de table)

Dans un bol en céramique, en plastique ou en verre, mélangez avec une fourchette en plastique ou en bois :
- 3 cuillères à soupe d'argile blanche ultraventilée et donc très fine
- 1 cuillère à café de bicarbonate de soude alimentaire
- 10 gouttes d'essence de pamplemousse
- 10 gouttes d'huile essentielle de lemongrass

Touillez bien jusqu'à dispersion totale des huiles essentielles dans la poudre. Au besoin, utilisez un petit fouet de cuisine ou un pilon. Une fois le mélange homogène et bien sec, sans grumeaux, versez la poudre dans une grande salière vide à l'aide d'un entonnoir.

Utilisez comme un talc, en appliquant du bout des doigts ou à la houppette une petite quantité de poudre sur les aisselles bien sèches. Vous pouvez aussi utiliser cette poudre parfumée sur les pieds qui transpirent ou dans les chaussures.

Si vous trouvez la poudre trop épaisse, vous pouvez remplacer l'argile blanche par de la farine de tapioca (en magasins asiatiques), mais elle sera alors plus indiquée comme poudre parfumée pour le corps.

La poudre aromatique se conserve plusieurs mois sans problème à température ambiante et à l'abri de l'humidité. On peut varier les plaisirs en changeant les huiles essentielles. La lavande, le géranium, le laurier, la sauge et les essences d'agrumes sont particulièrement bien indiqués.

Déodorant aromatique en spray
Tous types de peau, sauf sensibles

Pour 100 ml de déodorant environ

Dans un flacon en verre ou en plastique de 100 ml, avec un embout spray, versez successivement à l'aide d'un entonnoir :
- 6 cuillères à soupe d'eau d'hamamélis (en herboristerie ou sur Internet)
- 2 cuillères à soupe de vodka
- 1 cuillère à soupe de glycérine végétale (en pharmacie, sur Internet ou chez le droguiste)
- 15 gouttes d'huile essentielle de sauge sclarée, de citron ou de géranium rosat au choix (vous pouvez répartir les 15 gouttes entre plusieurs huiles essentielles)

Refermez le flacon et agitez bien la préparation. Utilisez comme un déo spray en secouant avant chaque vaporisation. Le mélange se conserve 1 mois environ.

Déodorant douceur à l'aloe vera
Tous types de peau / transpiration normale à intense

Pour 25 ml

Voici un déo sans alcool qui ressemble comme 2 gouttes d'eau aux déo du commerce, mais en version slow.
Pour un flacon (roll-on récupéré et vide) de 25 ml environ
- 1 cuillère à soupe et demie de gel d'aloe vera slow
- 1 cuillère à café d'hydrolat d'hamamélis, de menthe poivrée ou de rose au choix
- 1 cuillère à thé d'huile de noyaux d'abricot
- 1 grosse pincée de bicarbonate de soude alimentaire
- 12 gouttes d'un mélange de 2 à 3 huiles essentielles au choix parmi : petit grain bigarade, essence de citron, orange douce, lavande vraie, lavandin super, cajeput, ravintsara, laurier noble, ylang-ylang ou toute huile essentielle réputée non irritante.

OPTION : si vous souhaitez conserver la préparation plus d'un mois, ajoutez 6 gouttes de conservateur cosgard (dispo sur slow-cosmetique.com).

Préparation : Nettoyez et désinfectez tous les ustensiles, puis versez les ingrédients dans le flacon un à un. Fermez le flacon (fermez bien) et agitez vigoureusement. Vous pouvez aussi, si vous préférez, mélanger les ingrédients au préalable dans un bol en utilisant un fouet. Versez ensuite dans le flacon roll-on avec un entonnoir.

Utilisation : Utilisez le roll-on sous chaque aisselle comme un déodorant classique. Laissez sécher quelques instants avant de vous habiller. Se conserve un mois sans cosgard, et environ 3 mois avec.

Le plaisir de se maquiller au naturel

Madame ! Si votre conscience vibre à l'appel des partisans de la décroissance ou du retour à l'essentiel, il est clair que vous pouvez vous passer de maquillage pour vivre heureuse, en bonne entente avec notre planète. Encore faut-il accepter l'incompréhension de votre entourage… Plus sérieusement, si votre tempérament vous le permet, il est possible de parler calmement de vos choix, en citant par exemple les vérités énoncées dans ce livre. Vous ferez peut-être des émules…

Si, en revanche, vous êtes sensible à l'attitude slow mais que vous restez profondément attachée à ce que le maquillage vous a offert jusqu'ici, il est possible d'adopter une consommation plus responsable des produits. C'est ce que nous allons voir…

« Maquillage naturel », de quoi parle-t-on ?

La cosmétique naturelle, nous l'avons vu, se décline en produits certifiés bio ou en formules à base de végétaux, que l'on peut éventuellement se préparer soi-même à la maison. Le maquillage naturel est quant à lui beaucoup plus complexe. En effet, il existe à l'heure actuelle peu de marques de maquillage qui formulent selon les principes de la Slow Cosmétique©. On peut citer BoHo et Zao, les marques slow les plus connues. C'est en effet beaucoup plus difficile de se passer de la chimie de synthèse pour des rendus colorés et agréables.

Quant à l'idée de se fabriquer des produits de maquillage à la maison, c'est un choix qui reste très difficile. En matière de maquillage, tout est question de textures et de couleurs. Un fond de teint doit avoir une texture parfaite pour se fondre à la peau et en gommer les imperfections en la teintant discrètement. Un rouge à lèvres doit avoir une bonne tenue. Un fard à paupières doit être aérien mais suffisamment coloré. Il est possible de reproduire les prodiges de la formulation chimique des produits de maquillage avec ce que Dame Nature nous offre, mais cela signifiera acheter beaucoup d'ingrédients minéraux et transformés (émulsifiants), pas si facile à trouver et pas forcément slow.

Les recettes des produits de maquillage naturels font toujours appel à des ingrédients rares et délicats à utiliser. Il faut en effet pour se fabriquer un bon fond de teint, une cire émulsifiante très fine, des pigments de plusieurs couleurs, et parfois aussi des substances minérales capables de refléter la lumière. Il en va de même pour les fards à paupières. Seules les personnes motivées par la cosmétique faite maison trouveront du plaisir à fabriquer ces produits. Heureusement pour l'écologie et la santé de notre peau, ces personnes sont de plus en plus nombreuses. Pour toutes les autres, **la Slow Cosmétique© recommande une sélection de marques pointues en maquillage minéral ou végétal sur slow-cosmetique.com.**

Unifier le teint et matifier

Le secret d'un maquillage réussi est un teint parfait. Tout l'art consiste à estomper les imperfections de la peau du visage et à le matifier. Pour affiner les pores et uniformiser la couleur du teint, appliquez soit un fond de teint de la même couleur que votre peau, soit une poudre compacte ou libre légèrement teintée. Vous pouvez aussi appliquer le fond de teint et suivre ensuite avec une poudre. Pour un résultat optimal, il faut que la peau soit parfaitement hydratée avant, d'où l'usage habituel d'une crème hydratante ou d'un sérum en base de teint.

Nous avons vu que la Slow Cosmétique© recommande parfois l'utilisation d'huile végétale en guise de soin hydratant. Une fois massée uniformément sur le visage pendant 2 longues minutes, l'huile pénètre la peau et laisse un toucher soyeux qui n'est pas gras. Cela n'empêche pas de se maquiller ensuite.

Après l'hydratation à l'huile ou à l'huile + crème de jour, appliquez une poudre teintée, compacte ou non. La poudre peut très bien unifier le teint à elle toute seule et lui donner un fini mat. Attention, seules les poudres 100 % minérales ou végétales sont vraiment naturelles. Renseignez-vous !

Pas de fond de teint alors ? Pas forcément, sauf s'il est lauréat de la Mention Slow Cosmétique©. Le fond de teint du commerce est en général bourré d'ingrédients pétrochimiques, de silicones et de colorants. De plus en plus de femmes ont d'ailleurs depuis belle lurette abandonné le fond de teint liquide qui est si difficile à appliquer sans donner un effet « plâtré ». Si vous êtes à l'aise avec la poudre qu'on applique au gros pinceau ou à la houppette, choisissez-en une parmi les soins écologiques du commerce ou fabriquez-la vous-même. Attention, fabriquer une poudre matifiante est facile mais pour obtenir les teintes des formules du commerce, il vous faudra acquérir des ingrédients et des pigments peu communs que vous ne trouverez que chez le droguiste ou sur Internet (voir liste d'adresses p. 229).

Poudre matifiante non teintée
Tous types de peau

Pour 50 g environ

Dans un bocal à confiture propre et désinfecté, versez :
- 3 cuillères à soupe de poudre de riz micronisée (à défaut, vous pouvez utiliser de l'amidon de riz, de la farine de riz bien fine ou de la farine de tapioca mais le résultat sera un peu moins raffiné)
- ½ cuillère à café d'amidon pour bain (en pharmacie ou chez le droguiste)
- 2 gouttes d'huile essentielle de lavande vraie ou de lavandin

À l'aide d'un pilon, écrasez et mélangez bien la substance poudreuse. Refermez le bocal et agitez-le dans tous les sens.

Appliquez une toute petite quantité de poudre sur le visage avec un gros pinceau à blush ou, à défaut, en tapotant avec une houppette. Attention, cette poudre parfumée est matifiante mais ne rehausse pas le teint. Si vous en appliquez trop, elle a même tendance à blanchir. Elle ne peut donc pas rivaliser avec les poudres libres du commerce mais est 100 % naturelle.

AVEC QUELS INGRÉDIENTS COLORER MES PRODUITS DE MAQUILLAGE SLOW ?

Nous avons bien compris qu'il est très difficile de se préparer à la maison des produits de maquillage colorés qui puissent rivaliser avec les formules du commerce. C'est pour cela qu'il est conseillé de faire confiance aux quelques marques de maquillage bio citées plus haut pour le teint et le maquillage des yeux. On peut cependant tenter l'expérience et se concocter des poudres et des fards à base de colorants naturels. Encore faut-il savoir lesquels utiliser.

Les pigments et les « oxydes »

Les pigments colorent finement les préparations cosmétiques. Il en existe de plusieurs couleurs qui permettent d'obtenir une palette très large de teintes variées. Les pigments naturels sont d'origine minérale ou végétale. On connaît par exemple les ocres jaunes ou rouges qui sont issus des terres du Sud, ou les poudres végétales d'indigo, d'urucum et de curcuma dont les teintes sont respectivement bleue, rouge et jaune. Ces ingrédients peuvent être ajoutés en petite quantité à des formules de soins pour les colorer dans des teintes mates et discrètes.

Les oxydes minéraux, dérivés du fer ou du zinc, par exemple, sont des pigments plus adaptés au maquillage. L'oxyde de zinc est le plus connu mais il ne sert qu'à éclaircir une teinte car il s'agit d'une poudre blanche. On l'utilise en le diluant dans la phase huileuse d'un produit pour le rendre plus doux ou plus antiseptique.

Les autres colorants « oxydes » sont obtenus à partir de mélanges de minéraux divers. On allie par exemple l'oxyde de fer et la silice pour le jaune, ou l'ultramarine et la silice pour le bleu. On doit réduire très finement ces pigments en poudre au mortier avant de les incorporer à raison de 1 à 10 % dans de l'huile ou du beurre végétal. L'opération est complexe car le mélange ne se fait pas facilement.

Pour des teintes plus irisées et brillantes, on utilise les micas. Ce sont des pigments d'origine minérale dont la teinte est irisée et plus lumineuse. C'est ce qui explique leur utilisation dans les fards à paupières ou les rouges à lèvres.

Les colorants végétaux
Poudre d'indigo pour le bleu, poudre de curcuma pour le jaune, jus de betterave pour le rouge. Les plantes aussi peuvent nous aider à teinter nos préparations. Elles sont cependant à doser avec beaucoup de parcimonie et leur rendu n'est jamais identique à celui des pigments synthétiques de l'industrie cosmétique.

Où trouver ces colorants ?
On peut trouver tous ces pigments sur commande chez un bon droguiste ou sur Internet (sites spécialisés en cosmétique maison). Ils ne coûtent jamais plus de 5 euros pour 50 grammes environ et on en utilise de très petites quantités.

Découvrons à présent une recette de poudre teintée pour rehausser l'éclat du visage. **Attention, cette recette est donnée à titre indicatif pour celles qui sont les plus désireuses de tout fabriquer elles-mêmes.** L'effet n'est pas comparable aux formules du commerce ! Il faudra aussi adapter cette recette aux ingrédients que vous trouverez dans le commerce, mais respectez les proportions.

Poudre soleil slow
Tous types de peau

Pour un petit pot ou un poudrier de moins de 5 g

Dans un tout petit sachet en plastique transparent (type sachets alimentaires refermables) versez :
- 4 cuillères à café de poudre de soie, ou de poudre de riz micronisée ou, à défaut et en dernier recours, de farine de tapioca (la poudre de soie est plus chère mais la mieux adaptée, comptez environ 20 euros pour 50 g chez le droguiste ou sur Internet)
- ½ cuillère à café rase de pigment oxyde de couleur jaune ou de curcuma
- ½ cuillère à café rase de pigment oxyde de couleur marron, chocolat ou « terre de sienne »
- 1 pincée de mica de couleur « or »

Malaxez le sac longuement jusqu'à mélange total des pigments dans la poudre blanche. Vous devez obtenir une poudre irisée couleur cacao. Vous pouvez corriger la teinte avec quelques pincées de pigments en plus en ou moins.

Versez la poudre teintée dans un petit pot hermétique ou un poudrier vide. La poudre se conserve à température ambiante et à l'abri de l'humidité pendant plus de 3 mois.

Utilisez cette poudre sur le visage hydraté en la répartissant uniformément après avoir trempé un pinceau à blush dedans. Retirez toujours l'excédent avant application en tapotant le pinceau sur le rebord du pot. Point trop n'en faut !

UN TEINT ZÉRO DÉFAUT AVEC LA BB CRÈME SLOW ?

Si vous êtes une fana du maquillage, il est probable que vous aurez un peu de mal au début à appliquer votre huile hydratante, puis votre crème éventuelle, et à patienter ensuite avant l'application d'une poudre.

Il est possible de rendre l'application plus facile en modifiant quelque peu le soin hydratant que l'on utilise en premier sur la peau. Au lieu de masser une huile sur le visage, on masse plutôt une crème grasse mais lisse dont l'effet est proche de celui des récentes « BB crèmes » bourrées de silicones qui rendent le teint parfait. Le secret des BB crèmes, c'est la silicone. Le secret d'une recette plus slow, c'est l'amidon de riz ou la Maïzena (amidon de maïs). En ajoutant une petite quantité d'amidon à de l'huile tiédie, l'application se fait toute douce et très pénétrante pour autant qu'on en utilise très peu. Comme une BB crème, le produit hydratant se dépose alors sur la peau et affine le grain et les pores. Le teint est mat et parfait. En outre, le fait que l'amidon soit présent dans votre soin hydratant permet ensuite « d'accrocher » les pigments de la poudre ou le fond de teint qui sera appliqué au pinceau après. On trouve l'amidon de riz en pharmacies ou chez le droguiste. Attention, s'il est en cristaux (car on prend en général des bains avec l'amidon), il faudra le réduire très finement en poudre au pilon. Quant à l'amidon de maïs ou Maïzena, on le trouve en supermarché au rayon des liants pour sauces.

Attention, cette recette est donnée à titre indicatif pour les fans de cosmétiques maison. Elle ne rivalise pas avec les formules du commerce.

BB crème maison à utiliser en base de teint

Tous types de peau

Pour 35 ml de crème environ

Attention, munissez-vous d'une balance de précision pour peser l'amidon.

Dans un récipient allant au bain-marie (bol en pyrex…), ajoutez *successivement* en touillant à chaque fois :
- 5 g d'amidon de riz ou de maïs (à défaut, de Maïzena) écrasé au pilon
- 1 cuillère à soupe d'huile de jojoba
- 3 cuillères à soupe rases de beurre de karité

Faites fondre au bain-marie et fouettez doucement à l'aide d'un mini-fouet dès que le mélange se ramollit. Vous devez obtenir une huile sans grumeaux ! Sortez alors la préparation du bain et, pendant qu'elle refroidit, ajoutez si vous le souhaitez 2 gouttes d'huile essentielle de lavande vraie ou de niaouli pour parfumer.

Versez la crème obtenue dans un pot désinfecté et laissez reposer 24 heures au réfrigérateur. Utilisez ensuite quotidiennement comme soin hydratant et protecteur à la place de votre huile habituelle. Chauffez une cacahuète de ce produit dans les mains avant de le masser uniformément sur le visage avant le maquillage.

Le soin se conserve au moins 3 mois s'il n'est pas exposé à la chaleur.

Maquiller les yeux

Comme pour le teint, le maquillage des yeux le plus slow est celui proposé par les marques qui ont mis à l'écart tous les pigments synthétiques ou animaux et qui ne font pas appel aux dérivés de pétrochimie ou de l'industrie minière pour obtenir des fards.

Les fards à paupières les plus naturels contiennent une portion d'huile ou de beurre végétal et sont donc de réels soins pour la peau délicate. Que demander de plus quand on sait que les fards conventionnels ont tendance à dessécher la peau ou à l'irriter ?

On peut se fabriquer des fards à la maison, mais l'exercice est difficile et les résultats incertains. La méthode est pourtant toujours la même. On ajoute des pigments savamment dosés à un beurre végétal solidifié grâce à une cire (d'abeille, d'olive…). Pour le choix des pigments, référez-vous au passage p. 202.

À titre purement indicatif, voici une recette pour se fabriquer un fard à paupières de couleur bleue qu'on appliquera au doigt sur les paupières. En effet, les fards les plus faciles à fabriquer à la maison ont la texture d'une crème grasse. Si vous voulez vous lancer dans la confection d'autres fards, conservez les proportions et modifiez les pigments. Quelques essais-erreurs seront probablement nécessaires !

Ombre à paupières crémeuse « ciel »

Pour un pot de 10 g environ

Attention, munissez-vous d'une balance de précision pour peser la cire et les pigments. Les pigments se trouvent chez le droguiste ou sur Internet. Dans un récipient adapté (petit bol en pyrex par exemple), faites fondre au bain-marie :
- 6 g de beurre de karité
- 1 g de cire d'abeille
- 1 grosse goutte d'huile de jojoba

Une fois la préparation fondue, retirez du feu et ajoutez progressivement tout en mélangeant : 0,5 g d'oxyde de zinc (blanc), 0,3 g de poudre d'indigo finement pilonnée (insistez pour que la poudre devienne poussière), 0,5 g de mica blanc ou argent.

Touillez puis versez dans un petit pot hermétique et laissez refroidir. Utilisez dès le lendemain au doigt sur les paupières.

Maquiller la bouche

Des lèvres douces, pulpeuses, et joliment rosées… Voilà ce dont tout le monde rêve. Et c'est possible ! La Slow Cosmétique© permet de prendre soin des lèvres de façon tout à fait naturelle sans vous obliger à manger des kilos de dérivés pétrochimiques tout au long de votre vie. **Saviez-vous qu'une femme qui se maquille mange en moyenne 3 kg de rouge à lèvres tout au long de sa vie ?** Alors, autant éviter les composés douteux de l'industrie cosmétique conventionnelle…

Le secret des belles lèvres consiste à prendre soin de la bouche en 3 étapes essentielles :
1. le gommage,
2. le soin,
3. la mise en beauté.

1. Gommer les lèvres au naturel

La peau des lèvres est très fragile et, parce qu'elle est dépourvue de glandes sébacées et sudoripares, elle se dessèche plus vite et peut parfois se fissurer. Pratiquer un léger gommage des lèvres une fois par semaine environ permet de lisser les lèvres et d'éliminer les peaux mortes. On peut pratiquer ce gommage en frottant une brosse à dents douce trempée dans de l'argile blanche sur les lèvres humides. Oui, ça chatouille un peu mais c'est très efficace.

On peut aussi avoir recours à un gommage plus abouti en utilisant du sucre et du miel.

Gommage pour les lèvres au sucre et au miel

Trempez délicatement votre petit doigt dans un peu de miel liquide de façon à former une grosse goutte de miel au bout du doigt.

Une fois la goutte formée, roulez-la délicatement dans une petite soucoupe dans laquelle vous aurez réparti 1 cuillère à café de sucre fin en poudre. Une boule de miel et de sucre doit se former au bout du doigt.

Frottez alors cette préparation sur les lèvres en petits mouvements circulaires. Repassez plusieurs fois et insistez sur les peaux mortes pour les faire disparaître. Au besoin, terminez en massant les lèvres avec une brosse à dents douce.

Rincez ensuite à l'eau tiède et appliquez immédiatement une pointe de crème hydratante sur les lèvres ou une pointe de beurre de karité ramolli.

2. Soigner les lèvres

Pour nourrir et protéger les lèvres, nous avons vu au chapitre 5 que le beurre de cacao et le beurre de karité étaient des ingrédients slow très recommandables. Dès qu'un inconfort au niveau de la bouche se fait sentir (lèvres qui tirent, picotements…), on peut appliquer avec le doigt un peu de beurre de karité ramolli pour hydrater et apaiser. On peut aussi appliquer au doigt tous les matins un peu de beurre végétal en massage, avant de mordre les lèvres sur un mouchoir pour enlever l'excédent. Reste alors à poudrer les lèvres si l'on veut appliquer un rouge à lèvres très intense. Ce soin express hydrate profondément, adoucit et prépare bien les lèvres à recevoir le maquillage qui suit.

Le soir venu, après le démaquillage des lèvres avec un produit adapté (voir chapitre 4), on peut tous les jours masser les lèvres avec un peu de beurre de karité chauffé entre le pouce et l'index. Si on préfère un baume plus compact, alors on peut se fabriquer un onguent réparateur à base de beurre de karité et d'huiles essentielles. Vous trouverez une recette de baume protecteur pour les lèvres p. 142. Pour un mélange plus onctueux, vous pouvez suivre la recette qui suit.

Baume de soin onctueux pour les lèvres

Pour un pot de 10 g environ

Dans un bain-marie ou une petite casserole, faites fondre à feu très doux :
- 1 cuillère à café de beurre de karité
- 1 cuillère à café d'huile de coco solide
- 1 cuillère à café rase d'huile végétale de jojoba

Retirez du feu une fois le mélange fondu homogène. Mélangez avec une spatule au besoin. Pendant que le mélange refroidit, ajoutez 1 goutte d'huile essentielle de ciste et 1 goutte d'huile essentielle de géranium rosat. Si vous n'aimez pas la fragrance du géranium, optez pour 1 goutte de menthe poivrée. Versez ensuite dans un petit pot en verre ou en plastique rigide et laisser reposer 24 heures au réfrigérateur.

Ce baume très fondant s'applique au doigt et se conserve environ 2 mois à l'abri de la chaleur.

3. Maquiller les lèvres

Vous aurez compris que les rouges à lèvres industriels, même ceux des plus grandes marques, ne peuvent pas être consommés dans une optique slow. Leur formule contient trop d'ingrédients polluants ou douteux. Personne n'a envie de manger du pétrole, et pourtant toutes les femmes qui n'ont pas encore lu ce livre le font.

Si vous êtes fan d'un rouge de Dior, de Chanel, de Guerlain ou de toute autre marque prestigieuse, vous avez deux choix. Vous pouvez premièrement installer un petit autel dans la maison pour invoquer le souvenir de ce cher rouge dont vous vous êtes séparée. Plus simplement, vous pouvez conserver ces produits pour les grandes occasions seulement et ainsi en réduire votre consommation.

Une fois que vous aurez décidé de vous passer des rouges à lèvres chimiques, vous pourrez continuer à vous maquiller les lèvres avec des produits bio ou lauréats de la Mention Slow Cosmétique©. Ces marques proposent en effet des rouges à lèvres tout à fait séduisants, dans des teintes qui vont du rouge vif au terra cotta plus chaleureux. Ces rouges répondent à des critères de formulation très stricts et tant leur base huileuse que leurs colorants sont respectueux de la planète et de la santé.

Si vous souhaitez poursuivre votre démarche écologique jusqu'au bout, vous pourrez aussi tenter de vous fabriquer un rouge à lèvres maison. Comme pour toutes les recettes de maquillage maison, retenons que les procédés sont souvent complexes et que les résultats ne peuvent rivaliser avec les formules du commerce. C'est donc en connaissance de cause que vous allierez produits Slow Cosmétique© et recettes maison dorénavant.

Brillant à lèvres rouge-rosé

Pour un tout petit pot (type mini-pot de confiture)

Dans un récipient adapté (pyrex ou autre), faites fondre au bain-marie très doux :
- 2 cuillères à soupe d'huile végétale de macadamia
- 1 cuillère à café de cire d'abeille en pastilles (en magasins bio ou sur Internet)
- 1 cuillère à café de beurre de karité

Retirez du feu une fois le mélange homogène. Patientez 1 minute pour que le mélange commence à se figer. En touillant avec un petit fouet ou une spatule, ajoutez progressivement 1 cuillère à café de jus de betterave. Vérifiez la teinte et ajoutez encore 1 cuillère à café de jus de betterave si vous souhaitez un rose plus soutenu. L'équivalent de 1 cuillère à soupe doit suffire pour obtenir une teinte de fraise écrasée.

Vous pouvez cependant vous limiter à une teinte rose clair en utilisant moins de jus de betterave.

Avant que le baume ne se fige, ajoutez encore 1 seule goutte d'huile essentielle de géranium rosat, de poivre noir ou de pamplemousse pour donner un goût agréable. Touillez encore et versez dans un petit pot désinfecté. Laissez reposer 24 heures au réfrigérateur.

Ce brillant à lèvres s'applique au pinceau à lèvres. Il se conserve sans problème pendant 1 mois à température ambiante et à l'abri de la lumière.

Maquiller les ongles

Les vernis à ongles comptent parmi les cosmétiques les plus polluants et les plus toxiques de la trousse beauté. La solution serait d'acheter des vernis certifiés bio. Hélas, ils n'existent pas à proprement parler car un vernis suppose toujours une composition qui inclut des substances plastifiantes. Dans l'attente, on opte donc soit pour une manucure naturelle, soit pour des produits formulés sans ingrédients polémiques pour la santé et les plus naturels possibles. À titre d'exemple, des marques lauréates de la Mention Slow Cosmétique© comme Zao ou Bo Ho Green valent le détour.

Comment pratiquer une manucure naturelle en mode Slow Cosmétique© ?
1) On assouplit les cuticules pour les rendre jolies. La peau en demi-lune qui recouvre la base de l'ongle peut parfois sécher et se fendiller, ce n'est pas joli. Elle peut aussi être trop présente et visible, ce qui rend l'ongle moins élégant. Pour des cuticules souples et bien hydratées, on peut plonger les doigts 5 minutes dans un petit bol d'eau tiède et savonneuse grâce à quelques copeaux de savon à froid. On rince les doigts après ce petit bain et on repousse les cuticules avec un petit bâtonnet si besoin. Il ne reste alors plus qu'à masser les cuticules avec une goutte d'huile de jojoba ou d'argan et le tour est joué. Si vous optez pour une goutte d'huile de ricin, l'effet sur les ongles est plus impressionnant car le ricin durcit l'ongle et favorise sa pousse. Par contre, dans ce cas, impossible de poursuivre la séance de manucure avant le lendemain car l'huile de ricin est très grasse et un peu collante.

2) On lime l'ongle et on le polit. Une fois l'ongle propre et la cuticule souple, on peut limer l'ongle pour lui donner une belle forme, et le polir pour le rendre brillant et lisse. Limez toujours avec une lime émeri en carton, et si possible de l'extérieur de l'ongle vers sa pointe. Évitez de limer en va-et-vient car cela peut abîmer l'ongle ou favoriser son dédoublement. Une fois l'ongle bien arrondi, blanchissez le bord libre avec un cure-dents trempé dans du jus de citron. Reste alors à polir l'ongle si vous le souhaitez. Passez successivement les 2 ou 3 faces de votre polissoir (en parapharmacies), en faisant des mouvements rapides. On polit en général ses ongles 1 à 2 fois par semaine au maximum. Cela peut rivaliser avec une pose de vernis : le rendu est très séduisant bien que tout naturel.

Et si je veux vernir mes ongles ?
Bonne idée, mais alors évitez soigneusement les vernis qui contiennent encore des ingrédients qui ont été critiqués pour leur impact environnemental (polymères, matières plastiques, pétrochimie) et sanitaire (formaldéhyde, solvants, phtalates…) :

- le formaldéhyde, réputé cancérigène, a un dosage limité dans toute formule de vernis grâce à la réglementation européenne (0,2 % pour les produits en contact avec la peau, et 5 % dans les durcisseurs)
- le dibutylphtalate est supposé être un perturbateur endocrinien
- le toluène est réputé neurotoxique, allergisant et irritant s'il est inhalé. C'est à cause de lui que certaines femmes qui travaillent dans les salons souffrent de plusieurs affections (asthme chronique, dermatites, et même cancers).
- le xylène F est un hydrocarbure synthétique. Pas très noble. La colophane de synthèse est à éviter pour les mêmes raisons.

Pour une sélection de vernis « naturels », voyez sur slow-cosmetique.com et notamment les marques Zao et BoHo.

Mon dissolvant fait maison !

Si vous adoptez la Slow Cosmétique©, vous voudrez sans doute éviter le dissolvant du commerce car ce produit contient parfois de l'acétone, entre autres. Il est à vrai dire impossible de fabriquer un dissolvant aussi efficace en mode 100% naturel, mais des solutions existent :

- Pour un démaquillage des ongles vraiment naturel, on peut se préparer une lotion nettoyante au vinaigre. Ce n'est pas optimal mais c'est vraiment naturel…
Dans un petit flacon de 20ml, on mélange 10 ml de jus de citron et 10 ml de vinaigre blanc, on agite fortement puis on ajoute 3 gouttes d'huile essentielle d'orange douce, de citron ou de lavande vraie au choix. Ce liquide devient un dissolvant efficace pour autant qu'on frotte bien au coton ou au chiffon pour enlever le vernis, après l'avoir bien imbibé du produit et si possible ramolli un peu avant en plongeant les doigts dans un verre d'eau bien chaude pendant plusieurs minutes.
- Pour un démaquillage des ongles un peu plus « brut », on peut avoir recours de façon exceptionnelle à de l'essence de térébenthine. On l'oublie souvent mais la térébenthine est une oléorésine de pin (l'arbre résineux) que l'on distille pour en obtenir une huile essentielle, qui purifiée donne l'essence de térébenthine. C'est un produit naturel mais assez irritant. Pour démaquiller un ongle vernis, exceptionnellement, c'est parfait. On veillera à bien se laver les mains ensuite, à les rincer et à les sécher. Si l'odeur vous déplaît trop ou que vous trouvez le produit trop agressif, testez l'huile essentielle de sapin o

Adoptez la Slow Cosmétique

Fiche slow n° 5

COMMENT SENTIR BON
ET SE MAQUILLER POUR (SE) SÉDUIRE ?

Faites le test ! Avez-vous adopté les gestes slow ?

Les bons gestes pour sentir bon au naturel

Ça, c'est slow	*Ça, ce n'est pas slow*
Utiliser les eaux de toilette certifiées bio ou se fabriquer un parfum sur mesure avec des huiles essentielles et de la vodka.	Acheter des parfums de marques parce qu'on les a vus à la télé ou parce que l'emballage bling-bling est tentant.
Se parfumer avec une concrète de parfum solide.	Penser que le parfum solide, c'est pour la cuvette des w.-c.
Retrouver le plaisir des poudres parfumées avec des plantes ou des huiles essentielles.	Ne pas remarquer que tous les nouveaux parfums qui sortent sentent tous un peu pareil parce qu'ils sont 100 % synthétiques.
Opter pour un déo naturel bien adapté à son type de peau et si possible lauréat de la Mention Slow Cosmétique©.	Acheter le déo qui a tout faux : des gaz propulseurs, de l'aluminium et des parfums synthétiques.
Se dire que finalement nos grands-mères ne devaient pas sentir si mauvais (utiliser l'argile, le bicarbonate ou les huiles essentielles).	Être tellement snob que ça se « sent ».

→

Chapitre 7 • Le plaisir : se parfumer, se maquiller et séduire

Les règles de l'art du maquillage slow

Ça, c'est slow	Ça, ce n'est pas slow
Se maquiller peu mais bien, avec des produits de marques lauréates de la Mention Slow Cosmétique©.	Revenir du shopping en parfumerie et se rendre compte qu'on avait encore 3 fonds de teint, 10 bâtons de rouge et 4 mascaras entamés dans la salle de bains.
Prendre soin de ses lèvres avec les beurres végétaux, le sucre et le miel.	Injecter des trucs dans ses lèvres pour les gonfler et les maquiller avec trois couches de rouge et de gloss.
Pour le teint, ne faire confiance qu'aux poudres minérales ou végétales 100 % naturelles.	Plâtrer le visage au fond de teint synthétique en espérant ressembler à la fille qu'on a vue sur les affiches made in Photoshop.
Pour le fun ou par passion, se fabriquer quelques produits de maquillage slow qui épateront les copines.	Se maquiller pour camoufler plutôt que pour embellir.
Faire lire les listes des ingrédients aux vendeuses et aux démonstratrices de maquillage. Attention, préparez un mouchoir pour essuyer leurs larmes...	Croire tout ce que les vendeuses vous disent sans rien échanger de tangible avec elles.
Prendre du plaisir à se regarder dans la glace, avec ou sans fard.	Prendre du plaisir à se faire du mal à la figure et au portefeuille.

Fiche slow n° 5

Conclusion

On a tout dit, non ?

Si après la lecture de ce livre vous n'êtes pas encore allé dans la salle de bains pour faire le tri, relisez soigneusement la première partie !

Si vous avez mis votre cuisine sens dessus-dessous en lisant la deuxième partie, dites-vous bien que le tour de main vient avec l'expérience et recommencez ! Et si vous désespérez trop, laissez tomber les recettes et découvrez le plaisir du shopping beauté en magasins bio.

La Slow Cosmétique© est un mouvement essentiellement porté par les consommateurs. Votre engagement est donc primordial. Même si vous n'en êtes pas conscient, peut-être aviez-vous déjà emboîté le pas parce que vous êtes sensible à l'écologie. La révolution est donc en marche. Il était temps !

Rassemblez vos amis autour de vous pour en parler et échanger vos points de vue. Exprimez-vous haut et fort dans les magasins. Éduquez ceux qui sont censés vous éduquer à la cosmétique. On vous prend pour une folle ? un allumé ? Changez de crémerie si nécessaire ! Dans notre monde de l'argent roi, c'est votre portefeuille qui a le pouvoir de tout changer.

Et pour déjà faire une économie, ne rangez pas ce livre dans votre bibliothèque, faites-le circuler !

Si vous souhaitez partager l'expérience de la Slow Cosmétique© un peu plus loin et échanger avec l'auteur, surfez sur www.slow-cosmetique.org ou rejoignez la page « Slow Cosmétique© » sur Facebook !

ANNEXES

Et mon bébé alors ?

Mon programme de soin slow, en un coup d'œil

Liste d'adresses

Les huiles végétales pour une beauté slow

Les 21 huiles essentielles pour une beauté slow

Et mon bébé alors ?

La cosmétique concerne aussi les bébés – les bébés sont encore plus fragiles face aux ingrédients polémiques et surtout les irritants et les perturbateurs endocriniens – la Slow Cosmétique est donc une solution idéale pour les bébés.

En un clin d'œil :
- Pour le change, pensez à utiliser simplement de l'eau et du savon à froid, inutile d'avoir recours à de soi-disant gels nettoyants dermatologiques. Rincez toujours et séchez bien. L'eau savonneuse peut être préparée à l'avance et emportée partout dans une bouteille.
- En fin de change, massez toujours un peu de beurre de karité pur et bio sur les fesses. Cela les isole et prévient l'érythème fessier.
- Pour la toilette, sachez qu'on peut utiliser un savon à froid surgras sans huiles essentielles ni parfum, mais également un peu d'hydrolat dans l'eau du bain pour parfumer et assainir. Un hydrolat est l'eau qui a servi à distiller les huiles essentielles mais il n'en contient pas lui-même en tant que tel. On peut donc ajouter à l'eau du bain de bébé jusqu'à 10 cuillères à soupe d'hydrolat de fleur d'oranger, de lavande ou de camomille par exemple. Cela parfum agréablement et assainit. On peut aussi vaporiser un peu d'hydrolat sur un coton ou une lingette pendant la toilette et débarbouiller bébé avec.
- Pour le plaisir et le confort, optez pour l'huile de calendula vierge et bio. Cette huile douce est relipidante et très apaisante pour la peau parfois irritée ou rougie de bébé. Vous pouvez la masser sur le ventre de bébé dans le sens des aiguilles d'une montre pour calmer ses coliques, mais aussi sur tout son petit corps pour l'hydrater et le protéger après la toilette si vous le souhaitez.

Chauffez bien l'huile dans vos mains avant de masser, bébé adore !

Le liniment oléo-calcaire

Vous n'avez plus de crème de change pour votre bébé ? En 2 minutes, préparez-lui un produit que sa peau va adorer : le liniment oléo-calcaire. Ce dernier pourra aussi servir de démaquillant a la maman ! Dans un flacon propre, versez 50 % d'eau de chaux (ex : 100 ml) et 50 % d'huile d'olive ou de macérat de calendula (ex : 100 ml). Secouez énergiquement et utilisez ! Agitez avant chaque usage.

Mon programme de soin slow, en un coup d'œil

Pour vous aider à vous y mettre, en douceur bien sûr, retrouvez ici un bref aperçu des gestes essentiels de la beauté slow : des routines à effectuer tous les jours (le matin et le soir), 1 à 2 fois par semaine ou 1 fois par an.

Adoptez la Slow Cosmétique

Ma routine du matin

À faire tous les jours

Le matin :

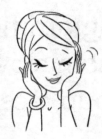

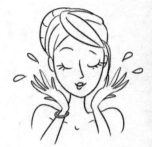

- Débarbouillage à l'eau fraîche et tonification à l'hydrolat. (Voir le chapitre 4.)

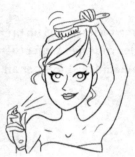

- Douche à l'argile, au savon naturel ou à la base lavante neutre pour le corps et les cheveux. (Voir le chapitre 4.)
- Massage du visage et du corps avec une huile végétale ou un mélange d'huiles aromatisé en fonction du type de peau ou de l'objectif beauté. Vous n'aimez pas l'huile ? Optez pour une crème hydratante lauréate de la Mention Slow Cosmétique© ou maison. (Voir le chapitre 5.)

- Plus de 30 ans ? Exercices de gym faciale obligatoires pour tonifier et prévenir les rides ! (Voir le chapitre 6.)
- Application d'un déo naturel. (Voir le chapitre 7.)

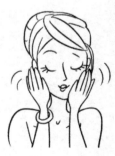

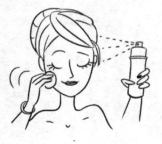

- Pour finir, mais facultatif : application d'une crème hydratante et protectrice ou d'un baume protecteur. (Voir le chapitre 5.)

Mon programme de soin slow, en un coup d'œil

- Encore plus facultatif : maquillage naturel et brume d'eau de toilette, avec produits lauréats de la Mention Slow Cosmétique© ou faits maison. (Voir le chapitre 7.)
- Et pour finir en beauté, un joli sourire dans la glace parce qu'on s'aime comme on est.

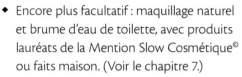

Le soir :

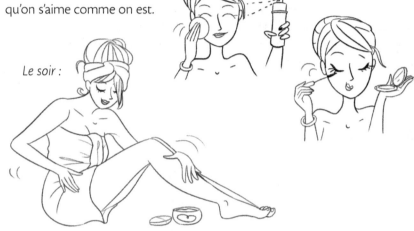

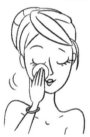

- Démaquillage très soigneux à l'huile suivi par l'application d'un hydrolat et/ou nettoyage du visage au savon ou au gel lavant sans savon, à l'argile, à l'hydrolat ou au lait. Variez les plaisirs ! (Voir le chapitre 4.)

- Massage du visage avec une huile végétale ou un mélange d'huiles aromatisé en fonction du type de peau ou de l'objectif beauté. Le beurre de karité est très bien aussi. (Voir le chapitre 5.)

Vous vivez à l'envers ou à cent à l'heure ? Vous pouvez inverser les gestes du matin et du soir, mais tentez d'effectuer le plus d'étapes possibles.

Ma routine du soir

Ma routine hebdo

Adoptez la Slow Cosmétique

À faire 1 à 2 fois par semaine

- Un bon gommage du corps et du visage avec des exfoliants naturels. (Voir le chapitre 4.)
- Un bon brossage du corps ou un « nettoyage à sec » au gant. (Voir le chapitre 4.)
- Un masque adapté à votre besoin du moment : argile, miel, fromage blanc, adaptez les excipients à vos besoins. (Voir le chapitre 4.)
- Un bain d'huile capillaire ou un masque-soin pour les cheveux et le cuir chevelu. (Voir le chapitre 6.)

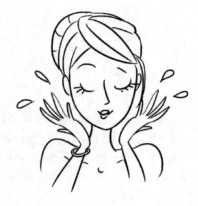

Mon programme de soin slow, en un coup d'œil

À faire au moins 1 fois par an

- Expliquer à une vendeuse en parfumerie pourquoi la crème à 180 euros est trop chère pour les malheureux ingrédients qu'elle contient. (Voir le chapitre 2.)
- Préparer un soin fait maison pour un(e) ami(e) proche. (Voir partie 2.)
- Marcher pieds nus dans l'herbe, prendre un bain de mer, se délasser dans un bain au lait et aux huiles essentielles.
- Relire ce livre ou le prêter pour révolutionner la Planète Beauté. ☺

Ma routine annuelle

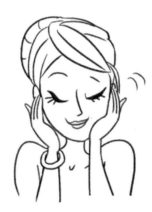

Liste d'adresses

Où apprendre à mieux connaître la beauté écolo et la Slow Cosmétique© ?

- www.slow-cosmetique.org : le site officiel de l'Association Slow Cosmétique AISBL est animé par les bénévoles qui militent pour une beauté plus sensée. On y trouve des widgets à télécharger pour apprendre à décoder les étiquettes, ainsi que des infos conso.
- www.lessentieldejulien.com : le blog de Julien Kaibeck est truffé de conseils et de recettes en vidéos pour consommer la beauté différemment.

Où trouver des informations sur le mouvement Slow ou sur Slow Food® ?

L'association internationale Slow Food® a été fondée en 1989 par Carlo Petrini en Italie. C'est ce mouvement défenseur d'une alimentation de qualité qui a initié le mouvement « slow », aujourd'hui plus étendu. L'attitude slow pénètre en effet bien des domaines de l'activité humaine. Du monde du travail à celui de la nourriture en passant par la recherche scientifique, le design ou même la sexualité, on peut réellement apprendre à « vivre slow ».

- www.slowfood.fr : le site officiel de Slow Food® en France nous informe sur les valeurs du mouvement et les nombreuses initiatives locales de l'association.
- www.slowplanet.com : ce site en anglais rassemble les témoignages des professionnels qui tentent de vivre slow. Il est animé par Carl Honoré, auteur reconnu en la matière, dont le livre Éloge de la lenteur est traduit en français (Marabout).

Où trouver des ingrédients et des ustensiles pour fabriquer des savons, des cosmétiques ou du maquillage ?

Il existe beaucoup de sites Internet sur lesquels on peut commander des ingrédients cosmétiques et des ustensiles adaptés. Ils ne sont cependant pas tous adaptés à la Slow Cosmétique© car beaucoup incitent à la surconsommation. Depuis peu, le site www.slow-cosmetique.com rassemble en un seul lieu les artisans et marques qui font la Slow Cosmétique. Ingrédients cosmétiques, huiles végétales, ustensiles, conseils pratiques et recettes… On y trouve tout en direct du fabricant. Et chaque achat génère un don à l'Association qui milite pour une cosmétique plus sensée.

Où trouver plus de recettes de soins cosmétiques à faire à la maison ?

Il existe des centaines de blogs où les « cosméteuses », des femmes passionnées par la cosmétique faite maison, vous présentent leurs recettes. Ces blogs sont pour la plupart liés entre eux car il s'agit réellement d'une communauté très sympathique où les conseils s'échangent d'un blog à l'autre. En voici qui proposent des recettes adaptées à tous :

- www.vert-citron.fr
- lessentieldejulien.com, le blog de l'auteur
- www.youtube.com/user/AlysBOUCHER

Quelles huiles essentielles acheter et où ?

Seules les huiles essentielles de qualité botanique et biochimique irréprochable conviennent pour pratiquer des soins efficaces. Le plus sécurisant est d'acheter des huiles essentielles en pharmacies ou en magasins bio avec pignon sur rue. Plus d'infos sur les marques d'aromathérapie dignes de confiance sur www.slow-cosmetique.com.

Où acheter des soins cosmétiques certifiés bio ou « slow » ?

Si vous avez lu ce livre, vous vous rendez compte que l'on trouve tous les ingrédients de la Slow Cosmétique© au supermarché, en magasins bio ou dans certaines pharmacies. Du sucre, de l'huile, du bicarbonate, de l'argile... La plupart des produits slow sont déjà chez vous.

Pour le reste, rendez-vous plutôt en boutiques bio. Oubliez les parfumeries et la plupart des pharmacies. L'idéal reste Internet : pour acheter en direct des producteurs et donner du sens à vos achats beauté, rendez-vous sur www.slow-cosmetique.com. C'est un must absolu si vous souhaitez rejoindre le mouvement.

Les huiles végétales pour une beauté slow

Les indications données ici pour chaque huile ne sont pas exhaustives et se rapportent plus à l'usage beauté qu'on fera d'une huile.

La petite goutte dans la première colonne indique que l'huile peut être consommée par voie orale en tant que complément alimentaire autant que sur la peau pour un soin cosmétique.

Dénomination	Composition et classe de prix	Principales indications
Amande douce (*Prunus amygdalus*)	Acides gras insaturés, vitamines A, B et E ☌	Peau sèche (bébé et adultes), dartres sèches
♦ Argan (*Argania spinosa*)	Acides gras insaturés, vitamine E, traces de vitamine A ☌☌	Peau sèche ou irritée, peau mature, rides, cheveux secs ou fragiles
♦ Argousier (*Hyppophae rhamnoides*) – graines	Acides gras essentiels : oméga 3. Vitamines E et K ☌☌☌	Peau irritée et sensible, peau mature, rides, peau soumise à tension (grossesse), cicatrices, préparation au bronzage, prévention du vieillissement cellulaire
Arnica (*Arnica montana*) – macération de plantes	Acides gras : oméga 9. Acides gras essentiels : oméga 6 ☌☌☌	Muscles et articulations douloureuses, inflammation, piqûres d'insectes

→

Dénomination	Composition et classe de prix	Principales indications
♦ Avocat (*Persea gratissima*)	Acides gras : oméga 9, acides gras essentiels : oméga 6. Vitamines A, D, H et PP 👛	Peau sèche, teint terne, corps en manque de tonicité, capitons, protection solaire, cheveux fins ou fragiles
♦ Bourrache (*Borago officinalis*)	Acides gras essentiels : oméga 6. Phytostérols (antioxydants) 👛👛	Peau sèche et atopique, eczéma, psoriasis, syndrome prémenstruel, ménopause
Cacao (*Theobroma cacao*) – beurre végétal	Acides gras insaturés, théobromine, polyphénols et phytostérols 👛	Lèvres gercées, cheveux cassants ou fragiles
Calendula (*Calendula officinalis*) – macération de fleurs de souci	Acides gras : oméga 9, acides gras essentiels : oméga 6, phytostérols, anti-inflammatoires 👛👛	Peau irritée, coups de soleil, gerçures, rougeurs, brûlures, inflammation, piqûres d'insectes
Calophylle (*Calophyllum inophyllum*) – Tamanu	Acides gras insaturés, phytostérols et vitamines 👛👛	Couperose et varicosités, jambes lourdes, cernes et poches sous les yeux, cicatrices
Camélia (*Camellia sinensis oleifera* ou *japonica*)	Acides gras : oméga 9 👛👛	Peau sèche, premières rides, protection solaire
♦ Cameline (*Camelina sativa*)	Acides gras essentiels : oméga 3. Vitamine E et Provitamine A 👛	Peau sèche ou mature, teint terne, rides, lutte contre le vieillissement cellulaire
♦ Carotte (*Daucus carota*) – macération de plantes	Provitamine A, bêta-carotène 👛👛	Teint terne, préparation au soleil, prolongation du bronzage
♦ Carthame (*Carthamus tinctorius*)	Acides gras insaturés, vitamines E et B, phytostérols	Peau trop sèche ou grasse, constipation, cholestérol, douleurs musculaires

→

Annexes • Les huiles végétales pour une beauté slow

Dénomination	Composition et classe de prix	Principales indications
◆ Chanvre (*Cannabis sativa*)	Acides gras essentiels : oméga 3. Vitamines et bêta-carotène 💰	Peau mature, rides, lutte contre le vieillissement cellulaire
◆ Coco (*Cocos nucifera*) – pulpe	Vitamines B, oligoéléments, phytostérols (immunité) 💰 *Huile solide à température ambiante, se réchauffe dans la main.*	Peau sèche, lèvres sèches, cheveux fragiles
◆ Colza (*Brassica napus*)	Acides gras essentiels : oméga 3. Vitamines E et K 💰	Lutte contre le vieillissement cellulaire
◆ Courge (*Cucurbita pepo*) – pépins	Acides gras insaturés, vitamines A, E et zinc 💰💰💰	Chute de cheveux androgénique, peaux grasses
Figue de Barbarie (*Opuntia ficus* ou *vulgaris*)	Acides gras essentiels : un peu d'oméga 3. Vitamine E 💰💰💰	Peau mature, rides
◆ Germe de blé (*Triticum vulgare*)	Acides gras essentiels : un peu d'oméga 3. Vitamines A, K et E 💰	Peau sèche ou mature, rides
Jojoba (*Simmondsia sinensis*) – cire végétale liquide	Esters cireux, phytostérols 💰💰 *Peut se solidifier en dessous de 15 °C*	Acné, peau grasse, pellicules, peau sèche (adulte et bébé), eczéma, psoriasis, premières rides, protection solaire
Karité (*Butyrospermum parkii*) – beurre végétal	Acides gras insaturés, acide cinnamique anti-inflammatoire 💰	Peau sèche, eczéma, crevasses, prurit, psoriasis, lèvres sèches, cheveux secs ou frisés, protection contre le froid, le soleil

→

Dénomination	Composition et classe de prix	Principales indications
Kukui (*Aleurites triloba*)	Acides gras essentiels : oméga 6 et 3 💰	Peau grasse, cheveux secs ou trop fins, pellicules
♦ Lin (*Linum usitatissimum*)	Acides gras essentiels : oméga 3 💰	Peau mature, lutte contre le vieillissement cellulaire *Attention, conservation limitée au réfrigérateur*
♦ Lupin (*Lupinus luteus*)	Acides gras essentiels : peu d'oméga 3. Stérols et phénols antioxydants 💰	Peau sèche et mature, lutte contre le vieillissement cellulaire
♦ Macadamia (*Macadamia ternifolia*)	Acides gras insaturés, acide palmitoléique : oméga 7 💰💰	Peau sèche, mixte ou grasse, manque de tonicité du corps, capitons, prévention des vergetures, cicatrices, jambes lourdes
♦ Maïs (*Zea mays*)	Acides gras insaturés. Phytostérols et vitamine E 💰	Peau sèche ou irritée, peau mature, cholestérol
♦ Millepertuis (*Hypericum perforatum*) – macération de plantes	Acides gras insaturés : oméga 9. Tanins et flavonoïdes 💰💰	Inflammation, brûlure, irritations, épisodes de déprime *Attention : huile photosensibilisante, ne pas s'exposer aux UV après utilisation*
Neem (*Azadirachta indica*)	Acides gras insaturés : oméga 9, acides gras essentiels : oméga 6. Azadirachtine A (infection, insectes) 💰	Peau infectée, plaies, répulsif et insecticide, poux

→

Annexes • Les huiles végétales pour une beauté slow

Dénomination	Composition et classe de prix	Principales indications
♦ Nigelle (*Nigella sativa*) – graines de cumin noir	Acides gras insaturés : oméga 9, acides gras essentiels : oméga 6. Thymoquinone (antioxydant et anti-inflammatoire) 👛👛👛	Peau à problèmes, acné, eczéma, pellicules, rhumatismes, lutte contre le vieillissement cellulaire
♦ Noisette (*Corylus avellana*)	Acides gras insaturés : oméga 9. Vitamine E et phytostérols 👛	Peau atone, peau mixte ou grasse, corps en manque de tonicité, capitons
♦ Noix (*Juglans regia*)	Acides gras essentiels : oméga 3. Vitamine E et phytostérols 👛	Cheveux ternes, cholestérol, enfant en carences alimentaires, constipation
Noyau d'abricot (*Prunus armeniaca*)	Acides gras essentiels : oméga 6. Provitamine A 👛	Démaquillage, teint terne, peau sèche, premières rides, préparation et prolongation du bronzage
♦ Œillette (*Papaver somniferum*) – graines de pavot	Acides gras essentiels : oméga 6 et peu d'oméga 3 👛	Peau sèche, carences alimentaires
♦ Olive (*Olea europaea*)	Acides gras insaturés : oméga 9. Phytostérols 👛	Peau sèche ou irritée, mains crevassées et ongles cassants
♦ Onagre (*Oenothera biennis*)	Acides gras essentiels : oméga 6. Phytostérols anti-inflammatoires 👛	Ménopause, syndrome prémenstruel, peau mature, lutte contre le vieillissement cellulaire
Pâquerette (*Bellis perennis*) – macération de fleurs	Acides gras mono- et polyinsaturés (en fonction de l'huile de macération), flavonoïdes antioxydants, contient des traces d'huile essentielle de bellis 👛👛	Seins qui tombent ou petite poitrine, perte d'élasticité, peau mature

→

Dénomination	Composition et classe de prix	Principales indications
♦ Périlla (*Perilla frutescens*)	Acides gras essentiels : environ 60 % d'oméga 3, oméga 6 👛👛	Peau mature ou dévitalisée, rides, lutte contre le vieillissement cellulaire
♦ Raisin (*Vitis vinifera*) – pépins pressés, non raffinée	Acides gras essentiels : oméga 6, polyphénols antioxydants 👛	Peau sèche ou atone, manque de tonicité du corps
Ricin (*Ricinus communis*)	90 % d'acide gras ricinoléique 👛👛	Ongles fins ou cassants, cheveux fins et fragiles, cils trop fins, crevasses, peau très sèche
♦ Riz (*Oryza sativa*) – son de riz	Acides gras insaturés : oméga 9, acides gras essentiels : oméga 6, traces de vitamines, minéraux et antioxydants 👛	Peau sèche, peau fragile exposée aux intempéries, peau mature, peau atone, cernes et poches sous les yeux
♦ Rose Musquée ou Églantier (*Rosa rubiginosa* ou *Rosa canina*) – graines de Rosier Muscat	Acides gras insaturés : oméga 9, acides gras essentiels : oméga 6 et environ 30 % d'oméga 3, vitamines dont K 👛👛👛	Rides, vergetures, cicatrices, lutte contre le vieillissement cellulaire, peau soumise à tensions (grossesse)
♦ Sésame *Sesamum indicum*	Acides gras insaturés : oméga 9. Acides gras essentiels : oméga 6. Traces de vitamines et antioxydants dont sélénium 👛	Peau atone, manque de tonicité du corps, cheveux secs, protection solaire
♦ Tournesol (*Helianthus annuus*)	Acides gras insaturés 1 % de phytostérols antioxydants 👛	Peau sèche, protection solaire

Les 21 huiles essentielles pour une beauté slow

Cette liste de 21 huiles essentielles vous permettra de traiter les bobos de la peau les plus courants et de réaliser des soins cosmétiques très efficaces. Certaines huiles essentielles de cette liste sont chères, mais n'oubliez pas qu'on en utilise très peu et qu'elles se conservent plusieurs années sans aucun problème ! En outre, les huiles essentielles de la liste conviennent aussi pour pratiquer les premiers soins d'aromathérapie familiale (rhumes, assainissement de l'air, immunité, etc.). Si une huile essentielle vous manque, sachez également qu'il est presque toujours possible de la remplacer par une autre au profil proche. Ainsi, par exemple, la carotte peut remplacer le romarin à verbénone, et la lavande vraie peut remplacer le niaouli. Demandez conseil à votre pharmacien ou à votre herboriste ou consultez un blog spécialisé en aromathérapie tel que www.lessentieldejulien.com.

ENCEINTE ?
Découvrez ce qui est conseillé pendant la grossesse pour la Slow Cosmétique en toute sécurité en vidéo avec Julien

Rendez-vous sur :
http://tinyurl.com/slow-cosmetique-videos
Abonnez-vous à la chaîne YouTube « Julien Kaibeck ».

- **Camomille noble** *(Chamaemelum nobile)* 🜚🜚 : anti-inflammatoire, elle apaise l'acné, l'acné rosacée, les rougeurs et les démangeaisons en tout genre.

- **Camomille allemande ou matricaire** *(Matricaria recutita)* 🜚🜚 : cousine de la camomille noble, elle est toute bleue car elle contient du chamazulène, un agent anti-inflammatoire et antiprurit très efficace.

- **Cannelle** *(Cinnamomum cassia)* 🜚 : très puissante et très dermocaustique, il faut utiliser cette huile essentielle au délicieux parfum à des doses infinitésimales. Danger de brûlure ! Elle est échauffante, active la circulation sanguine en cas de cellulite ou d'extrémités froides et élimine sans pitié les bactéries.

- **Carotte** *(Daucus carota)* 🜚🜚 : cette huile essentielle peu connue est très efficace pour éclaircir le teint, atténuer les imperfections en tout genre (taches pigmentaires) et détoxifier l'organisme tout entier.

- **Ciste ladanifère** *(Cistus ladaniferus)* 🜚🜚🜚 : cette petite fleur précieuse donne une huile essentielle antirides par excellence. Son odeur particulière n'est pas appréciée par tous mais elle se marie à merveille avec le géranium et l'hélichryse dans les meilleures préparations liftantes. À noter, cette huile est hémostatique et peut être utilisée en cas de petite coupure ou de saignement de nez pour arrêter l'écoulement. Demandez conseil à votre herboriste ou pharmacien.

- **Citron zeste** *(Citrus limon)* 🜚 : l'essence de citron casse les graisses, détoxifie et assainit. On peut l'ajouter à nos soins pour cheveux gras, pour peaux grasses ou pour les huiles de massage anticellulite. Une goutte sur la dose de dentifrice blanchit les dents.

- **Épinette noire** *(Picea mariana)* 🜚🜚🜚 : l'antifatigue ! On utilise cette huile essentielle dans des huiles de massage très toniques pour se requinquer, mais aussi parfois dans des baumes hydratants pour apaiser l'eczéma.

- **Eucalyptus radié** *(Eucalyptus radiata)* 🜚 : cet eucalyptus bien connu des hammams dégage les voies respiratoires sans les agresser. Il peut dilater les pores lors d'un sauna facial ou tout simplement apaiser la gorge irritée ou le nez bouché. Demandez conseil pour l'utiliser à des fins médicales. À incorporer également aux shampooings antipellicules.

- **Géranium rosat ou d'Égypte** *(Pelargonium asperum)* 💰💰💰 : très parfumé, le géranium donne une huile essentielle astringente à utiliser pour les crevasses, les pores dilatés, les rides profondes ou tout ce qui doit être « resserré ». C'est aussi un ingrédient de choix des masques et soins antiacné.

- **Hélichryse italienne** ou **Immortelle** *(Helichrysum italicum)* 💰💰💰 : reine de l'aromathérapie, cette huile essentielle antihématomes efface les varicosités sur les jambes, la couperose, les bleus et les bosses. Elle favorise aussi la cicatrisation et a un effet antirides.

- **Lavande vraie** *(Lavandula angustifolia)* 💰💰💰 : bonne à tout faire de l'aromathérapie, elle convient à tous. Elle détend mais elle est surtout une bonne huile antiseptique capable d'atténuer les boutons d'acné. Ses propriétés cicatrisantes ont également été démontrées.

- **Lavande aspic** *(Lavandula spica)* 💰💰 : lavande camphrée, elle apaise les brûlures légères et peut être ajoutée à une huile de massage antidouleurs. Elle calme aussi très efficacement les piqûres de moustiques ou d'insectes à venin.

- **Lavandin** *(Lavandula hybrida* ou *grosso)* 💰 : très pratique, peu coûteuse et bien tolérée par tous, elle fait fuir les poux, assainit la peau et atténue les petits boutons.

- **Menthe poivrée** *(Mentha piperita)* 💰💰 : elle ne convient pas aux femmes enceintes mais est l'ingrédient incontournable pour apaiser le prurit, les jambes lourdes ou les petites douleurs. Donne un effet glaçon à toutes les préparations.

- **Niaouli** *(Melaleuca quinquenervia)* 💰 : proche du fameux tea-tree auquel on peut le substituer, le niaouli assainit la peau acnéique, et peut s'utiliser en cas de bouton de fièvre dès les premiers picotements pour éviter la catastrophe.

- **Orange douce** *(Citrus sinensis)* 💰 : une essence d'agrume très gourmande pour se faire plaisir et pour détendre les sens. Idéale en diffusion, dans un bain ou dans une huile pour le corps. Attention, ne pas s'exposer au soleil après utilisation.

- **Pamplemousse** *(Citrus paradisii)* 💰💰 : cette essence dont la délicieuse odeur rappelle les vacances est souvent utilisée pour les soins anticapitons car elle déloge les graisses sous-cutanées. Elle est aussi un bon anti-âge et préserve l'élasticité et la fermeté de la peau. Ne pas s'exposer au soleil après utilisation.

- **Petit grain bigarade** *(Citrus aurantium amara)* 💰💰 : les feuilles de l'oranger donnent une huile essentielle très agréable qui convient à la détente du corps et de l'esprit autant qu'aux soins destinés aux peaux grasses ou sensibles.

- **Romarin à verbénone** *(Rosmarinus officinalis CT verbenone)* 💰💰💰 : ce romarin à utiliser avec précaution ne convient pas aux femmes enceintes mais est bien utile pour traiter les problèmes d'acné, de pellicules grasses ou de capitons disgracieux (cellulite).

- **Rose de Damas** *(Rosa damascena)* 💰💰💰💰💰💰💰 : une huile essentielle pas forcément slow pour des raisons écologiques mais très slow pour ses atouts olfactifs et psychologiques. À utiliser comme un soin très précieux pour les peaux matures ou en cas de manque d'amour.

- **Ylang-ylang** *(Cananga odorata)* 💰💰💰 : cette huile essentielle suave et sensuelle est autant utilisée pour son parfum que pour ses propriétés anti-inflammatoires en cas d'eczéma ou de prurit. On l'ajoute aussi aux soins des cheveux qu'elle fortifie.

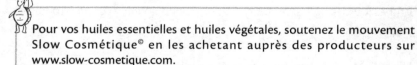

Pour vos huiles essentielles et huiles végétales, soutenez le mouvement Slow Cosmétique® en les achetant auprès des producteurs sur www.slow-cosmetique.com.

Remerciements

Le livre que vous tenez entre vos mains est évidemment le fruit d'un travail de longue haleine et la synthèse de beaucoup d'expériences. Je tiens ici à remercier ceux qui m'ont suivi dans mon enthousiasme et qui ont, à leur manière, apporté une pierre à l'édifice de ce guide.

Frédéric Guffroy, pour l'écoute, les conseils et la patience, Marie-Claude Cacheux, pour jouer mon cobaye que j'aime tant, Jean-Claude Kaibeck, pour avoir mis son casque, Odile Bailloeul, pour ses coups de crayon, Anaïs Delvallée, pour la franchise, Laurence Verdier, pour la complicité, Constance Sycinski, pour la confiance, Didier Knoff, pour la lumière.

Et aussi, pour beaucoup de petites ou grandes choses :

Jean-Pierre Coffe, Dominique Baudoux, Anne-Françoise Malotaux, Merald Donnet, Leo Bormans, le fan-club de Roubaix : Aurore, Béatrice, Sylvette et Bruno, Jean-François et Luc, Chantal et Didier, Anne et Fred, Pascale et Jean-Marie, Patricia, Régis et Sylvain, Jean-Marie Boucher, et encore Michel Pobeda, Tony Kay, Marie Desmet, Isabelle Masson, Laurence Descamps, et Miaou.

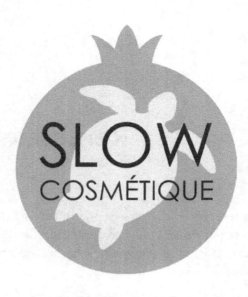

POURSUIVEZ L'AVENTURE SLOW COSMÉTIQUE !

Julien Kaibeck propose des vidéos très didactiques et ludiques sur le magazine de la Slow Cosmétique et sur la chaîne Youtube "Slow Cosmétique"

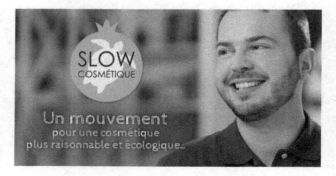

RDV vite sur **www.slow-cosmetique.com/le-mag** ou sur **www.youtube.com/user/slowcosmetique**

Abonnez-vous !

Table des matières

Sommaire 5

Préface de Jean-Pierre Coffe 7

Introduction 9
   La Slow Cosmétique, une invitation à la révolution 9
   Pourquoi un autre mode de consommation ? 12
      Parce que la cosmétique conventionnelle pollue nos esprits 12
      Parce que la cosmétique conventionnelle pollue la planète 13
      Parce qu'il y a eu l'avènement du bio mais cela ne suffit pas 14
   Mais alors, que consommer ? 15

PARTIE 1. Les cosmétiques, entre attirance et méfiance 17

Chapitre 1. La peau et ses besoins 19
   Comprendre ma peau 19
      À quoi sert la peau ? 19
         1. Protection 20
         2. Transmission d'information 21
         3. Élimination 22
      À quoi ressemble l'organe Peau ? 23
         Derme et hypoderme 23
         Épiderme 24
         Des poils et de la sueur partout ! 26

Les besoins primaires de la peau 29
    La peau a besoin d'être nettoyée 29
    La peau a besoin d'être hydratée 31
    La peau a parfois besoin d'être protégée 34
        Se protéger des agressions physiques 34
        Se protéger des agressions chimiques 35
        Se protéger des agressions environnementales 36
    Nous ressentons le besoin d'embellir la peau 37

Chapitre 2. Les cosmétiques conventionnels et leurs dangers 39

Analyse des formules des cosmétiques conventionnels 41
    Mais que contiennent TOUS les cosmétiques ? 41
        De l'eau 41
        De l'huile 41
        Des émulsifiants 42
        Et les conservateurs ? 42
        Et les actifs ? 43
        Et les parfums ? 44
    Que contiennent les cosmétiques conventionnels ? 45
Identifier les ingrédients toxiques pour la peau ou la planète 47
    Les huiles minérales 47
    Les alcools gras et compagnie 49
    Les silicones 49
    Les polymères 50
    Les émulsifiants 51
    Les conservateurs 52
        Les alcools 53
        Les parabens 54
        L'EDTA 55
        Les libérateurs de formaldéhyde 56
    Les émulsifiants SLS 57
    Les sels d'aluminium 58
    Les parfums 59

Les colorants..61
Les actifs cosmétiques..63
Reconnaître les cosmétiques naturels et « bio »...................................67
Savoir différencier les 3 types de cosmétiques....................................67
Les labels bio les plus courants...69
Le label ECOCERT..70
Le label COSMEBIO...71
La mention Nature et Progrès..71
Le label allemand BDIH...72
Le label de la Soil Association..73
Le label italien AIAB-ICEA..74
Le label belge ECOGARANTIE..74
Le label NATRUE...74
Le label COSMOS standard...76
La Mention Slow Cosmétique©...77
Le label américain USDA organic..77
Et les tests sur les animaux ?...78
Le « leaping bunny » ou lapin bondissant...79
Les logos « One Voice »...79
Et les cosmétiques Vegan ?..80
Comment reconnaître un cosmétique vegan ?......................................80

Chapitre 3. La Slow Cosmétique : une révolution saine et naturelle......81
Comment est née la Slow Cosmétique ?..81
Pourquoi la Slow Cosmétique© ?...82
Qu'est-ce qui est « Slow Cosmétique© » et qu'est-ce qui
ne l'est pas ?...82
Une cosmétique intelligente ?...83
Une cosmétique du bon sens ?... 84
Une cosmétique naturelle et écologique ?..85
Une cosmétique des plaisirs simples ?..86
Existe-t-il un label « Slow Cosmétique© » ou des produits « slow » ?.......87

Fiche slow n° 1 : La Slow Cosmétique©, c'est quoi ?.................................88

PARTIE 2. Adopter la Slow Cosmétique 89

Chapitre 4. La base : nettoyer la peau (et les cheveux) 93
Comment nettoyer ma peau au quotidien ? 93
    Avec du savon 93
        Se fabriquer un savon slow ? 95
    Avec un gant de toilette ou de crin 96
    Avec de l'argile 97
        Masque nettoyant à l'argile pour le visage 99
        Masque nettoyant à l'argile pour le corps 99
        Shampooing nettoyant à l'argile 100
        Bain nettoyant à l'argile 101
        Dentifrice maison à l'argile blanche 101
    Avec du sucre ou du sel 102
        Gommage visage très doux au sucre 103
        Gommage corps sucré-salé 103
        Gommage sel-citron pour les pieds et les mains 104
    Avec des hydrolats 105
    Avec des produits laitiers 107
        Masque nettoyant éclaircissant à la crème 107
        Gommage visage au yaourt 108
        Gommage corps au fromage blanc 108
        Lait démaquillant « très frais » 109
        Lait démaquillant « très doux » 109
        Lait pour le bain aux huiles essentielles 110
        Poudre de bain au lait et aux huiles essentielles 111
    Se démaquiller avec de l'huile 112
    Et le gel douche dans tout ça ? Et le shampooing ? 115
        Gel nettoyant corps et cheveux 116
        Eau de rinçage au vinaigre « brillantissime » 117
        Soin après-shampoing fortifiant et démêlant 118
    Un lavage encore plus slow : la saponaire et le bois de Panama 119
        Eau de lavage au bois de Panama 120

Fiche slow n° 2 : Comment nettoyer ma peau, mes cheveux ? 121

Chapitre 5. Le quotidien : hydrater et protéger la peau 123
   Comment hydrater ma peau au quotidien ? 123
   Hydrater ma peau avec de l'huile végétale 124
      Sérum hydratant pour le visage 125
      Sérum hydratant apaisant pour le visage 126
      Sérum hydratant raffermissant pour le visage 127
      Comment appliquer une huile sur mon visage ? 127
      Soin hydratant 2 en 1 129
      Huile hydratante satinée pour le corps 130
      Comment choisir les bonnes huiles ? 131
   Hydrater ma peau avec une crème cosmétique 132
      Crème hydratante universelle abricot-aloe vera 134
      Baume hydratant très riche à la cire d'abeille 136
   Comment protéger ma peau et mes cheveux face aux agressions ? 137
   Protéger ma peau avec une crème cosmétique, un baume
   ou une huile 137
      Quels ingrédients naturels pour protéger ma peau ? 138
      Baume protecteur au karité spécial grand froid 140
      Fluide protecteur à l'aloe vera 141
      Baume protecteur pour les lèvres au miel 142
      Baume fondant pour le corps à l'huile de coco 143
   Se protéger du soleil 144
      Conseils pour se préparer à l'exposition solaire 144
      Conseils pour limiter l'exposition au soleil 145
      Soin protecteur solaire maison 146
      Conseils pour se protéger des rayons solaires d'une façon responsable 147
   Protéger mes cheveux 147
      Soin nourrissant et protecteur 148
      Brume protectrice d'été pour les cheveux 148

Fiche slow n° 3 : Comment hydrater et protéger ma peau ? 150

Chapitre 6. Les urgences : soigner et réparer les petites imperfections 153
    Traiter les problèmes de peau avec les huiles essentielles 153
    Comment choisir les bonnes huiles essentielles ? 154
    Les huiles essentielles à se procurer pour des soins slow 156
    Les soins aux huiles essentielles les plus courants 157
        Acné et boutons 157
            Huile sébo-régulatrice 159
        Dartres ou plaques sèches 159
        Eczéma et prurit 160
        Rides 162
            Sérum anti-âge liftant 170
            Gommage visage anti-âge au bicarbonate et citron 171
        Couperose, rougeurs, acné rosacée et varicosités 172
            Sérum antirougeurs 173
        Pellicules 173
            « Bain » capillaire 174
            Shampooing antipellicules 174
        Cheveux fragiles et cassants 175
            Soin spécial tonus capillaire 176
            Huile avant-shampooing fortifiante 177
        Chute de cheveux 177
        Cheveux blancs ou gris 178
        Cellulite et capitons 180
            Huile de massage anticellulite 181
        Cernes et poches sous les yeux 182
            Sérum anticernes et antipoches 183

Fiche slow n° 4 : Comment lutter contre les imperfections ? 185

Chapitre 7. Le plaisir : se parfumer, se maquiller et séduire **187**
   Vous avez dit plaisir ? 187
      Le plaisir de se parfumer au naturel 188
         Les parfums et les eaux de toilette 188
            Eau de toilette personnalisée aux huiles essentielles 192
         Les parfums solides 193
            Concrète de parfum aux huiles essentielles 193
         Les déodorants 194
            Poudre parfumée déodorante 196
            Déodorant aromatique en spray 197
            Déodorant douceur à l'aloe vera 198
      Le plaisir de se maquiller au naturel 199
         « Maquillage naturel », de quoi parle-t-on ? 199
         Unifier le teint et matifier 200
            Poudre matifiante non teintée 201
            Poudre soleil slow 203
            BB crème maison à utiliser en base de teint 205
         Maquiller les yeux 206
            Ombre à paupières crémeuse « ciel » 206
         Maquiller la bouche 207
            Gommage pour les lèvres au sucre et au miel 208
            Baume de soin onctueux pour les lèvres 209
            Brillant à lèvres rouge-rosé 210
         Maquiller les ongles 211
            Mon dissolvant fait maison ! 213

*Fiche slow n° 5 : Comment sentir bon et se maquiller
pour (se) séduire ?* 214

Conclusion **217**

ANNEXES **219**

Et mon bébé alors ? 221

Mon programme de soin slow, en un coup d'œil **223**
    À faire tous les jours...224
    À faire 1 à 2 fois par semaine 226
    À faire au moins 1 fois par an 227

Liste d'adresses **229**
    Où apprendre à mieux connaître la beauté écolo
    et la slow cosmétique© ? 229
    Où trouver des informations sur le mouvement Slow
    ou sur Slow Food® ? 229
    Où trouver des ingrédients et des ustensiles pour fabriquer
    des savons, des cosmétiques ou du maquillage ? 230
    Où trouver plus de recettes de soins cosmétiques à faire
    à la maison ? 230
    Quelles huiles essentielles acheter et où ? 230
    Où acheter des soins cosmétiques certifiés bio ou « slow » ? 231

Les huiles végétales pour une beauté slow **233**

Les 21 huiles essentielles pour une beauté slow **239**

Remerciements **243**

DU MÊME AUTEUR, AUX ÉDITIONS LEDUC.S

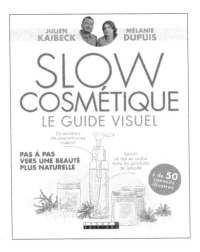

Slow cosmétique, le guide visuel
Julien Kaibeck et Mélanie Dupuis

Le seul guide 100 % illustré pour apprendre à chouchouter votre peau au naturel !

Reprenez votre beauté en main avec la Slow Cosmétique :

- Décryptez les étiquettes pour consommer moins mais mieux.
- Comprenez les réels besoins de votre peau et comment les satisfaire.
- Optez pour les 10 ingrédients phares d'une beauté slow.
- Fabriquez vos propres cosmétiques 100 % naturels, simples et efficaces !

16,8 x 21,5 cm
19 euros
192 pages
ISBN : 979-10-285-0068-9

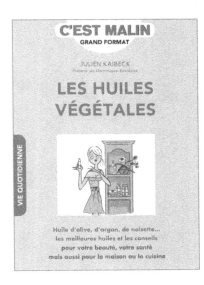

Les huiles végétales, c'est malin

Des vergetures à atténuer ? Hop, un massage à l'huile d'amande douce. Une peau sèche qui commence à rider ? Quelques gouttes d'huile de rose musquée feront des miracles. Et pour un manque d'oméga 3, 6 ou de vitamines, piochez parmi les huiles de noix, de colza, d'onagre… Les huiles végétales ont mille vertus à vous offrir !

15 x 21 cm
15 euros
256 pages
ISBN : 978-2-84899-637-0

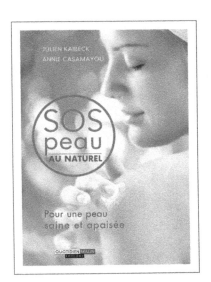

SOS peau au naturel
avec Annie Casamayou

Acné, eczéma, cellulite… nous avons tous des problèmes de peau difficiles à guérir durablement. La solution ? Coupler l'approche globale de la naturopathie avec des soins naturels bien choisis !

15 x 21 cm
15 euros
256 pages
ISBN : 978-2-84899681-3

Cet ouvrage a été achevé d'imprimer par
CPI Bussière en janvier 2017

Dépôt légal : février 2017
N° d'impression : 2026520

Imprimé en France